Stress und Stressbewältigung

Fortschritte der Psychotherapie
Band 58
Stress und Stressbewältigung
von Prof. Dr. Markus Heinrichs, Dr. Tobias Stächele
und PD. Dr. Gregor Domes

Herausgeber der Reihe:
Prof. Dr. Kurt Hahlweg, Prof. Dr. Martin Hautzinger,
Prof. Dr. Jürgen Margraf, Prof. Dr. Winfried Rief

Begründer der Reihe:
Dietmar Schulte, Klaus Grawe, Kurt Hahlweg, Dieter Vaitl

Stress und Stressbewältigung

von Markus Heinrichs, Tobias Stächele
und Gregor Domes

HOGREFE

GÖTTINGEN · BERN · WIEN · PARIS · OXFORD · PRAG
TORONTO · BOSTON · AMSTERDAM · KOPENHAGEN
STOCKHOLM · FLORENZ · HELSINKI

Prof. Dr. Markus Heinrichs, geb. 1968. Seit 2009 Ordinarius für Psychologie und Leiter der Abteilung Biologische und Differentielle Psychologie am Institut für Psychologie der Universität Freiburg sowie Leiter der Forschungsgruppe „Social Neuroscience" am Freiburg Brain Imaging Center (FBI) des Universitätsklinikums Freiburg. Mitglied des Leitungsgremiums und Supervisor des Freiburger Ausbildungsinstituts für Verhaltenstherapie (FAVT) GmbH und Leiter der „Psychotherapeutischen Hochschulambulanz für stressbedingte Erkrankungen" der Universität Freiburg.

Dr. Tobias Stächele, geb. 1972. Seit 2010 wissenschaftlicher Mitarbeiter in der Abteilung Biologische und Differentielle Psychologie am Institut für Psychologie der Universität Freiburg. Seit 2010 Co-Leitung der „Psychotherapeutischen Hochschulambulanz für stressbedingte Erkrankungen" der Universität Freiburg.

PD Dr. Gregor Domes, geb. 1972. Seit 2009 Akademischer Oberrat in der Abteilung Biologische und Differentielle Psychologie am Institut für Psychologie der Universität Freiburg sowie Leiter der Forschungsgruppe „Emotion and Social Cognition" am Freiburg Brain Imaging Center (FBI) des Universitätsklinikums Freiburg.

Bibliografische Information der Deutschen Nationalbibliothek

Die Deutsche Nationalbibliothek verzeichnet diese Publikation in der Deutschen Nationalbibliografie; detaillierte bibliografische Daten sind im Internet über http://dnb.d-nb.de abrufbar.

© 2015 Hogrefe Verlag GmbH & Co. KG
Göttingen · Bern · Wien · Paris · Oxford · Prag · Toronto · Boston
Amsterdam · Kopenhagen · Stockholm · Florenz · Helsinki
Merkelstraße 3, 37085 Göttingen

http://www.hogrefe.de
Aktuelle Informationen · Weitere Titel zum Thema · Ergänzende Materialien

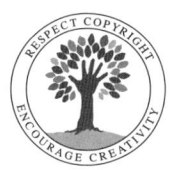

Satz: ARThür, Grafik-Design & Kunst, Weimar
Druck: Media-Print Informationstechnologie GmbH, Paderborn
Printed in Germany
Auf säurefreiem Papier gedruckt

ISBN 978-3-8017-2252-4

Inhaltsverzeichnis

Karten:

Leitfragen für das Erstgespräch bei stressassoziierter Symptomatik

Therapeutische Ansatzpunkte für die Behandlung einer stressassoziierten Symptomatik

Einführung

Stress ist allgegenwärtiger Bestandteil unserer Umgangssprache. Neben einem zunehmend populären Gebrauch des Stressbegriffs stellen psychosoziale Belastungen Risikofaktoren für die Entstehung und Aufrechterhaltung zahlreicher psychischer, psychosomatischer und somatischer Störungen dar. Die Weltgesundheitsorganisation (WHO) hat Stress zu „einer der größten Gesundheitsgefahren des 21. Jahrhunderts" erklärt. Über 80 % der Bevölkerung im deutschsprachigen Raum leidet subjektiv zumindest gelegentlich unter Stress, ein Drittel berichtet häufige oder sogar ständige Überlastung durch Stress ohne ausreichende Bewältigungsmöglichkeiten (F. A. Z.-Institut und Techniker Krankenkasse, 2009; Grebner, Berlowitz, Alvarado & Cassina, 2011).

Nicht zuletzt durch eine Reihe prominenter Selbstoffenbarungen in der Öffentlichkeit wird zunehmend über Stress und seine Folgen gesprochen – von Erschöpfung über „Burnout" bis zur Depression. Die steigende gesellschaftliche Akzeptanz für diese Phänomene führt wiederum zu immer häufigeren Selbstdiagnosen, mit denen Ärzte und Therapeuten[1] zunehmend konfrontiert werden. Zwei Beispiele mögen die verschiedenen Gesichter von Stress und den damit einhergehenden Krankheitswert veranschaulichen.

> **Fallbeispiel: Ralf Rangnick, Fußballtrainer, zur Ursache seines Rücktritts im Aktuellen Sportstudio, ZDF, am 18. 02. 2012**
>
> „Ich hab' (…) vor allem in der Sommerpause gemerkt, dass es mir nicht gelingt, den Akku wieder aufzuladen und ich bin ein Trainer eigentlich immer gewesen, der eher das ein oder andere Mal zu viel Energie hatte als zu wenig und wenn man dann plötzlich spürt, in der Vorbereitung schon und dann auch zu Beginn der Bundesliga, dass man sich so ein bisschen fühlt, wie wenn einem jemand den Stecker herausgezogen hätte, dann wird es einfach kritisch. (…) Dann ging's in erster Linie mal darum, eine genaue Diagnose zu bekommen und das ist dann auch passiert, und man hat dann einfach auch verschiedene Dinge festgestellt. Die Blutwerte waren katastrophal, auch im Bereich der hormonellen Werte war vieles im Keller. Der Energiestoffwechsel hat nicht gestimmt. Man hat dann festgestellt, dass als Folge von einem früheren Pfeifferschen Drüsenfieber eben auch

---

1 Der Einfachheit und Kürze halber benutzen wir die männliche Form für Personenbezeichnungen. Selbstverständlich sind Therapeutinnen, Patientinnen usw. mit gemeint.

so ein Epstein-Barr-Virus wieder chronisch aktiv war und das Immunsystem auch ein Stück weit lahmgelegt hat. (…) Für mich war das ja auch neu und so wie es mir die behandelnden Ärzte erklärt haben, war es im Prinzip ein kompletter körperlicher Breakdown. (…) Dazu kam natürlich auch, dass ich in den Jahren zuvor einfach auch vielleicht nicht genug auf mich selber geachtet habe und auf mich aufgepasst habe. (…) Ich war sehr viel für andere Menschen da, sowohl im Job – das ist normal – aber auch im privaten Bereich gab's natürlich auch den ein oder anderen Krankheitsfall in der Familie und im Freundeskreis und da musste man sehr viel für andere da sein.“

Fallbeispiel: Frau D., Patientin der Ambulanz für stressbedingte Erkrankungen der Albert-Ludwigs-Universität Freiburg

Die 48-jährige Frau D. arbeitet seit 20 Jahren in Teilzeit als EDV-Dozentin und hat zwei inzwischen fast volljährige Töchter. Ihr Mann arbeitet stundenweise als Aushilfskraft. Seit 10 Jahren leide sie unter essenzieller Hypertonie. Seither fühle sie sich zunehmend angestrengt und erschöpft, ihr Erholungsbedarf sei gestiegen und richtig zur Ruhe komme sie nur in langen Urlauben. Sie habe ständig das Gefühl, nicht ausreichend vorbereitet zu sein. Trotz ihrer Anstellung mit einer halben Stelle beschäftige sie sich ca. 50 Stunden pro Woche mit den Seminarinhalten und grübele vor Seminaren auch nachts, ob sie den Anforderungen gewachsen sei. Momentan sei sie krankgeschrieben, da sie vor kurzem ein Seminar wegen kompletter „Black-outs“, heftiger Herzrhythmus-Störungen und Panik abbrechen musste. Bei der umgehenden körperlichen Untersuchung sei jedoch nichts gefunden worden. Allerdings bekomme sie seitdem vermehrt Panik und könne sich nicht vorstellen, jemals wieder zu unterrichten. Sie schäme sich, da sie eigentlich immer funktioniert habe und es nun „irgendwie nicht mehr gehe“. Aktuell hat sie mit der Geschäftsleitung für 4 Monate die Arbeitslast einvernehmlich reduziert (keine Seminarleitung) und die Arbeitszeit herabgesetzt. Wie es dann weitergehen solle, wisse sie noch nicht.

Diese Beispiele illustrieren eindrücklich, welche komplexen psychischen, körperlichen und sozialen Auswirkungen Stress haben kann. Was aber heißt eigentlich Stress? Wie lässt sich dieses Phänomen störungsdiagnostisch einordnen? Profitieren Patienten mit unterschiedlichen Diagnosen von einer zusätzlichen Stressdiagnostik – und wie sähe diese genau aus? Sollte der Umgang mit Stress im Rahmen der Therapie anderer Störungen spezifisch (mit) behandelt werden? Und schließlich: Wie ließe sich eine Integration von Stressbewältigungsmodulen im Rahmen einer Psychotherapie umsetzen?

Es ist unser Anliegen, in diesem Buch das Phänomen „Stress“ in seiner diagnostischen und therapeutischen Relevanz zu erschließen. Dazu definieren wir den Stressbegriff sowie die stressassoziierte Symptomatik vor dem Hintergrund aktueller wissenschaftlicher Erkenntnisse und Theorien und legen dabei einen besonderen Fokus auf das Gesamtverständnis der zugrunde liegenden biopsychosozialen Zusammenhänge. Verschiedene Instrumente der Stressdiagnostik und ihre spezifischen Einsatzmöglichkeiten werden vorgestellt und ein umfassender Überblick über evidenzbasierte Präventions- und Behandlungsansätze im Kontext von Stress vermittelt. Wirksame Interventionen bei Stress können somit im Rahmen einer Therapie unterschiedlicher Störungen individuell ausgewählt und modular zusammengestellt werden.

Unser Dank gilt den Kolleginnen und Kollegen am Lehrstuhl für Biologische und Differentielle Psychologie sowie an der am Lehrstuhl ansässigen „Psychotherapeutischen Ambulanz für stressbedingte Erkrankungen" für den intensiven Austausch, die wertvollen Anregungen und die Bereitschaft, die in diesem Buch beschriebenen Interventionsansätze in Forschung und klinischer Anwendung zu untersuchen. Wir danken den Herausgebern der Buchreihe, insbesondere dem Kollegen Prof. Jürgen Margraf für seine „Überredungskunst" zu diesem Buchprojekt sowie ihm und Prof. Dieter Vaitl für die konstruktive und unterstützende Begleitung.

Freiburg im Breisgau, im August 2014   Markus Heinrichs,
                                                    Tobias Stächele
                                                    und Gregor Domes

3

1 Beschreibung von Stress und stressassoziierter Symptomatik

Der englischsprachige Begriff „Stress" stammt aus der Physik und bezeichnet die mechanische Spannung, die auf einem Material lastet. Es ist das Verdienst Hans Selyes (1907–1982), diesen Begriff 1936 in die Medizin und die Psychologie eingeführt zu haben – oder wie er es selbst einmal formulierte: „Ich habe allen Sprachen ein neues Wort geschenkt – Stress" (Selye, 1982). Hans Selye sagte aber auch: „Die Abwesenheit von Stress ist Tod – nur Tote haben keinen Stress". Was also ist Stress genau? Lebenselixier oder krankmachende Belastung? Welchen Stellenwert hat Stress hinsichtlich Prävention und Therapie verschiedener Erkrankungen? Eine Begriffsklärung zur Sicherstellung eines gemeinsamen Verständnisses von Stress und stressassoziierten Symptomen zwischen Patient und Therapeut ist die erste und unabdingbare Voraussetzung für die therapeutische Arbeit.

1.1 Definitionsansätze

Der Begriff „Stress" ist allgegenwärtig und gleichsam – oder auch gerade deshalb – schwer zu definieren. Umgangssprachlich meint Stress in der Regel sowohl den Stressor als Auslöser als auch die Stressreaktion im Sinne der physiologischen und psychologischen Antwort auf den Stressor. Dabei lässt sich bei einem Individuum nur bedingt vorhersagen, wann und unter welchen Umständen welcher Stressor zu einer Stressreaktion führt. Wie die beiden oben vorgestellten Fallbeispiele deutlich zeigen, stellen sich stressassoziierte Symptome vielgestaltig dar; entsprechend berichten Patienten sehr unterschiedliche Symptome, die sie mit Stress in Verbindung setzen. Daher ist ein multidimensionaler Ansatz notwendig, um die komplexe Interaktion zwischen (a) einem Stressor mit seinen objektiven Charakteristika (Intensität, Dauer, Häufigkeit), (b) der subjektiven Bewertung durch das Individuum (Bewertung von Stress und Bewältigungsressourcen, vorhergehende Erfahrungen, persönliche Stresssensitivität, sozialer Kontext) und (c) des physiologischen Reaktionsmusters zu beschreiben und zu verstehen.

Multidimensionaler Ansatz als Interaktion von Stressor, Bewertung und physiologischer Reaktion

Statt einer überdauernden, allgemeingültigen Definition liegt in Abhängigkeit vom aktuellen wissenschaftlichen Erkenntnisstand und Zeitgeist eine Reihe von Definitionen vor, welche sowohl das diagnostische Verständnis als auch mögliche Interventionsansätze nachhaltig geprägt haben. Da Stress

4

weder eine Störung mit Krankheitswert darstellt noch sich in der wissenschaftlich fundierten Literatur eine allgemein akzeptierte Begriffsdefinition finden lässt, möchten wir hier eine operationale Definition vorschlagen, welche die Grundzüge der wichtigsten Stresstheorien und -modelle (vgl. Kapitel 2) ebenso berücksichtigt wie die Anwendbarkeit im klinischen Kontext. Außerdem führen wir den Begriff der „stressassoziierten Symptomatik" im Sinne eines Symptomspektrums ein, welches die mit Stress einhergehende Symptomatik beschreibt.

Stressassozi- ierte Symptoma- tik = Spektrum physiologischer, kognitiver, emotionaler und sozialer Symptome bei Stresskonfron- tation

Definition: Stress und stressassoziierte Symptomatik

Stress resultiert aus einer Bedrohung der physiologischen und/oder psychologischen Unversehrtheit einer Person, welche eine adaptive physiologische, behaviorale, emotionale und kognitive Reaktion bewirkt. Entscheidend ist die Einschätzung des Bedrohungscharakters eines Stressors unabhängig davon, ob eine Bedrohung objektiv gegeben ist oder subjektiv so interpretiert wird. In beiden Fällen wird das individuelle Ausmaß der Stressreaktion durch eine Integration der individuellen psychobiologischen Stressreagibilität, der subjektiven Bedrohungseinschätzung und der Einschätzung der verfügbaren Bewältigungsressourcen bestimmt. Stress stellt somit ein kurzfristiges Ungleichgewicht zwischen wahrgenommenen belastenden Anforderungen und verfügbaren Regulationsressourcen dar. Chronischer Stress tritt dann auf, wenn die adaptive Reaktion nicht zur Bewältigung des Stressors führt und das Ungleichgewicht bestehen bleibt.

Die *stressassoziierte Symptomatik* umfasst das Spektrum aller mit der Stressreaktion und dem Stresserleben einhergehenden physiologischen (z.B. erhöhte Herzrate, muskuläre Verspannung), kognitiven (z.B. Grübeln, Konzentrationsschwierigkeiten), emotionalen (z.B. Angst, Gereiztheit, Labilität) und sozialen Symptome (z.B. sozialer Rückzug, vermehrte Fehltage am Arbeitsplatz). Im Vergleich zu einer akuten Stressreaktion treten zumindest vereinzelte Symptome auch ohne erneute Konfrontation mit einem Stressor auf; individuell ansonsten ausreichende Erholungszeiten genügen nicht mehr, um das Erregungsniveau zu normalisieren.

Da der Fokus dieses Buches auf einer adäquaten Diagnostik und Intervention von stressassoziierten Belastungen und deren negativen Folgen liegt, ist auch eine Definition von Stressbewältigung erforderlich. Wir verweisen hier auf die Definition von Lazarus und Folkman (1984).

Definition: Stressbewältigung

Bewältigung (coping) ist eine sich konstant ändernde kognitive und verhaltensbezogene Anstrengung, externale oder innerpsychische Herausforderungen, welche vom Individuum als die eigenen Ressourcen herausfordernd oder übersteigend bewertet werden, zu meistern (Lazarus & Folkman, 1984, S. 141, Übersetzung durch die Autoren).

5

1.2 Diagnostische Einordnung

Stress und stressassoziierte Symptomatik stellen in den international gültigen Klassifikationssystemen psychischer Störungen ICD und DSM keine eigenen Störungsdiagnosen dar. Die stressassoziierte Symptomatik ist somit im Übergangsbereich zwischen normalem Erleben und Verhalten und psychischer Störung angesiedelt – ein generelles Dilemma diagnostischer Klassifikationsschemata, welche letztlich nur dichotome Entscheidungen ermöglichen. Dabei kann Stress als Ursache, Folge, Kovariate oder aufrechterhaltender Faktor einer psychischen Störung eingeordnet werden (vgl. Kapitel 1.4 und 1.5). Ein besonderer Stellenwert kommt einer differenzialdiagnostischen Integration von Störungsdiagnose und spezifischen Verfahren zur Stressdiagnostik (vgl. Kapitel 3) zu, um eine spezifische Behandlung anzubieten (vgl. Kapitel 4).

Das Spektrum der potenziell mit Stress assoziierten Erkrankungen ist entsprechend vielfältig und reicht von psychischen Störungen (ICD-10, Kapitel V, F) wie depressive Episode (F32, F33) oder somatoforme Störungen (F45) über Neurasthenie (F48.0) bis zu somatischen Erkrankungen wie Spannungskopfschmerz (G44) oder Schwindel (R42). Im ICD-10 sind in diesem Zusammenhang zusätzlich zu den Störungsdiagnosen im engeren Sinne auch die R- und Z-Kodierungen von Interesse. So verschlüsseln die R-Kodierungen beispielsweise Symptome wie Nervosität (R45.0), Reizbarkeit und Wut (R45.4) oder Stress (R45.7), wenn diese nicht andernorts einer Störungsdiagnose zugeordnet werden können. Stressrelevante Symptome wie Probleme mit der sozialen Umgebung (Z60), Paarprobleme (Z63.0), Burnout (Z73.0) oder Mangel an Entspannung und Freizeit (Z73.2) sind wiederum als Z-Kodierung verschlüsselbar. Tabelle 1 gibt einen Überblick über die wichtigsten mit Stress assoziierten ICD-Diagnosen.

Tabelle 1: Diagnosen nach ICD-10, bei denen Stress in der Ätiopathogenese oder als Folge von besonderer Bedeutung sein kann (World Health Organisation, Coltart, Dilling und Freyberger, 2011)

F1	Psychische und Verhaltensstörungen durch psychotrope Substanzen
F3	Affektive Störungen, hier v. a.
F32	Depressive Episode
F33	Rezidivierende depressive Störung
F4	Neurotische, Belastungs- und somatoforme Störungen, hier v. a.
F40	Phobische Störungen
F41	Sonstige Angststörungen (v. a. Panikstörung, generalisierte Angststörung)
F43.2	Anpassungsstörung
F45	Somatoforme Störungen
F48.0	Neurasthenie

Tabelle 1: Fortsetzung

F5	Verhaltensauffälligkeiten mit körperlichen Störungen und Faktoren, hier v. a.
F50	Essstörungen
F51	Nichtorganische Schlafstörungen (z. B. Insomnie)
F52	Sexuelle Funktionsstörungen
F54	Psychische Faktoren und Verhaltensfaktoren bei andernorts klassifizierten Krankheiten (z. B. bei Asthma, Dermatitis)
F55	Schädlicher Gebrauch von nicht abhängigkeitserzeugenden Substanzen (z. B. Analgetika, Vitamine)
G44	Sonstige Kopfschmerzen (v. a. Spannungskopfschmerz)
I10	Essenzielle Hypertonie
K29	Gastritis und Duodenitis
K58	Colon irritabile
L20	Dermatitis atopica
M54	Rückenschmerzen
R42	Schwindel und Taumel
R45	Symptome, die die Stimmung betreffen, hier v. a.
R45.0	Nervosität
R45.1	Ruhelosigkeit und Erregung
R45.2	Unglücklichsein
R45.3	Demoralisierung und Apathie
R45.4	Reizbarkeit und Wut
R45.5	Feindseligkeit
R45.7	Emotionaler Schock oder Stress
R53	Unwohlsein und Ermüdung
Z56	Probleme mit Bezug auf Berufstätigkeit oder Arbeitslosigkeit (u. a. Arbeitslosigkeit, drohender Arbeitsplatzverlust, Unstimmigkeiten mit Vorgesetzten oder Arbeitskollegen)
Z60	Probleme mit Bezug auf die soziale Umgebung (u. a. Anpassungsprobleme an die Übergangsphasen im Lebenszyklus, soziale Ausgrenzung)
Z63.0	Probleme in der Beziehung zum Ehepartner oder Partner
Z73	Probleme mit Bezug auf Schwierigkeiten bei der Lebensbewältigung, hier v. a.
Z73.0	Burnout
Z73.2	Mangel an Entspannung oder Freizeit
Z73.3	Stress, andernorts nicht klassifiziert

1.3   Epidemiologie

Da es sich bei einer stressassoziierten Symptomatik nicht um eine Störung handelt, sind präzise Prävalenzangaben im eigentlichen Sinne problematisch. Auch die heterogene Konzeptualisierung des Stressbegriffs und die in großen Umfragen verwendeten wissenschaftlich kritischen Datenerhebungen (z. B. Telefonbefragungen) machen eine objektive epidemiologische Einschätzung für den deutschsprachigen Raum kaum möglich. Andererseits bieten Interviewbefragungen verschiedener Institutionen und Behörden sowie Analysen der Routinedaten der Krankenkassen zumindest einen ersten Überblick zur selbstberichteten stressbezogenen Belastung der Bevölkerung.

Die Europäische Agentur für Sicherheit und Gesundheitsschutz am Arbeitsplatz hat im Frühjahr 2013 die Ergebnisse von 16.622 Interviews in ganz Europa veröffentlicht (European Agency for Safety and Health at Work, 2013). In Deutschland berichten 17 % der Interviewten von sehr häufigem arbeitsbedingten Stress und weitere 35 % von eher häufigem Stress. Demnach leidet über die Hälfte der Erwerbstätigen unter Stress am Arbeitsplatz, wobei dieser Befund bei beiden Geschlechtern und über die Altersgruppen hinweg vergleichbar war. Was den deutschsprachigen Bereich betrifft, liegen die Länder Österreich (8 % sehr häufigem Stress und 37 % eher häufigem Stress) und Schweiz (11 % bzw. 32 %) leicht darunter. Die International Labour Organization (ILO) beziffert die Kosten für die stressassoziierten psychischen Probleme in den EU-Mitgliedstaaten auf inzwischen durchschnittlich 3 bis 4 % des Bruttoinlandsprodukts (BIP) (u. a. für Medikamente, Therapien, stationäre Aufenthalte, anteilige Verwaltungskosten).

Verschiedene Krankenkassen warnen seit Jahren aufgrund besorgniserregender Zahlen vor stressassoziierten Symptomen und Stressfolgeerkrankungen als neuer „Volkskrankheit". Die Techniker Krankenkasse zeigte zusammen mit dem F. A. Z.-Institut in einer repräsentativen Umfragestudie an 1.014 Personen, dass acht von zehn Personen in Deutschland ihr Leben als stressig empfinden, jeder Dritte dauerhaft unter Stress leidet und jeder Fünfte bereits diagnostizierbare gesundheitliche Folgen zeigt (F. A. Z.-Institut und Techniker Krankenkasse, 2009). Damit einher geht die deutliche Zunahme von Krankschreibungen wegen psychischer Erkrankungen. Dem Bundesarbeitsministerium zufolge stieg die Anzahl der Fehltage wegen psychischer Erkrankungen innerhalb von 10 Jahren von 33,6 Millionen im Jahre 2001 auf 53,5 Millionen im Jahre 2010. Damit stieg der Anteil dieser Fälle an allen Arbeitsunfähigkeitstagen von 6,6 % auf 13,1 %. Dies deckt sich mit Zahlen der Krankenkassen, die berichten, dass die Zahl der Personen, die wegen psychischer Störungen eine stationäre Behandlung erhalten, innerhalb von 20 Jahren um 129 % gestiegen ist. Laut Barmer GEK waren 1990 3,7 von 1.000 Versicherten betroffen, während es 2010 bereits 8,5 waren (Barmer GEK, 2011). Alleine im Jahr 2008 waren Menschen wegen „Burnout" knapp

10 Mio. Tage krankgeschrieben (F. A. Z.-Institut und Techniker Krankenkasse, 2009).

Selbstverständlich ist bei diesen Steigerungen von Krankschreibungen und Frühberentungen stets zu bedenken, dass parallel zu den steigenden Anforderungen und einer erhöhten Eigenverantwortung in den Beschäftigungsverhältnissen auch die diagnostische Erfassung sowie die gesellschaftliche Akzeptanz verbessert wurden. Es besteht somit ein dringender Bedarf an sorgfältigen, repräsentativen epidemiologischen Untersuchungen zu Stress in der Bevölkerung, welche vor allem in Längsschnittstudien die Bedeutung einer stressassoziierten Symptomatik mit und ohne bestehender psychischer Störungsdiagnose im Verlauf aufzeigen kann.

1.4   Differenzialdiagnostik

Stress ist kein störungsspezifisches Symptom und demnach ist die diagnostische Feststellung einer erhöhten Stressbelastung nicht unmittelbar indikativ für eine spezifische Störung. Gerade unter diesen Bedingungen ist eine sorgfältige Differenzialdiagnostik zwingende Voraussetzung vor einer Planung stressbezogener präventiver oder therapeutischer Maßnahmen.

Generell empfehlen wir, auf die Umschreibung „stressbedingte/-assoziierte Störung" zu verzichten, wenn sich die Symptomatik des Patienten mit einer (oder mehrerer) klassifizierbaren Diagnose(n) gemäß ICD beschreiben lässt. Das folgende Fallbeispiel soll die Notwendigkeit einer störungsbezogenen Diagnostik verdeutlichen.

Fallbeispiel: Herr K., Patient der Ambulanz für stressbedingte Erkrankungen der Albert-Ludwigs-Universität Freiburg

„Ich komme zu Ihnen, weil ich unter dem ganzen Stress in meinem Job leide. Dabei sollte ich mich eigentlich doch freuen, nachdem ich vor 10 Monaten zum Abteilungsleiter in meiner Firma befördert wurde. Stattdessen fühle ich mich leer und erschöpft. Ich kann mich schwer zu etwas aufraffen und nicht mal meine wöchentlichen Treffen im Tennisclub machen mir mehr Freude. Ich bin zu müde dazu. Früher hat es mir geholfen, einfach mal auszuschlafen, um mich wieder fit zu fühlen. Heute wache ich schon auf, bevor der Wecker klingelt und kann dann nicht mehr einschlafen. Nun steht in meiner Firma auch noch die Umsetzung einer riesigen EDV-Umstellung an, die ich zu verantworten habe. Ich habe Angst, dass ich das in meinem aktuellen Zustand nicht schaffen kann. Und dann die vielen E-Mails und Meetings; kein Wunder, dass ich mir regelmäßig Arbeit mit nach Hause nehmen muss. Alles etwas viel grad und irgendwie kann ich meinen Akku auch nicht mehr richtig aufladen. Ich habe in den letzten Wochen viel zu dem Thema im Internet gelesen und bin zu dem Schluss gekommen, dass ich wohl an Burnout leide."

Dieser Patient beschreibt eindrücklich, dass er in den letzten 10 Monaten zunehmend unter Stress leidet. Nicht selten führt eine gesellschaftlich und medial inzwischen akzeptierte Symptomatik wie „Burnout" zu solchen und ähnlichen Selbstdiagnosen, was wiederum mit der Zurückweisung einer Störungsdiagnose einhergehen kann. Umso wichtiger sind hier die Erarbeitung eines gemeinsamen Störungsverständnisses sowie eine eindeutige Terminologie. Im vorgestellten Fall wurde eine leichte depressive Episode mit somatischem Syndrom (F32.01) diagnostiziert. Da im Verlauf der probatorischen Sitzungen die beruflichen Belastungen als ätiopathogenetisch relevanter Faktor eingestuft wurden und der Patient hier explizit um ein besseres „Stressmanagement" nachsuchte, wurden neben der kognitiv-verhaltenstherapeutischen Behandlung der Depression (vgl. Hautzinger, 1998) gezielt zusätzliche Methoden zur Stressbewältigung eingesetzt und eine stressbezogene Rezidivprophylaxe durchgeführt (vgl. Kapitel 4).

Bei einer stressassoziierten Symptomatik ist eine sorgfältige Differenzialdiagnostik insbesondere hinsichtlich *Anpassungsstörung, affektiven Störungen, generalisierter Angststörung, somatoformen Störungen, Neurasthenie* sowie einiger *medizinischer Erkrankungen* geboten. Die Störungen sind auf der kognitiven, affektiven oder psychobiologischen Ebene vielfältig mit Symptomen assoziiert, welche häufig von den Betroffenen selbst als stressbedingt vorgetragen werden. Diese werden im Folgenden anhand der häufigsten Störungsbilder detaillierter dargestellt. Die in Tabelle 1 genannten Zusatzkodierungen (R- und Z-Kodierungen) bieten dabei eine weitere Spezifizierung, welche dann eine individualisierte Therapieindikation unter Einbezug gezielter Stressinterventionen ermöglicht.

1.4.1 Anpassungsstörung

Für die Diagnose einer *Anpassungsstörung* ist das Vorliegen eines identifizierbaren Stressors ein notwendiges, aber kein hinreichendes Kriterium. Im Vordergrund stehen hier entscheidende Lebensveränderungen oder belastende Lebensereignisse wie Trauerfälle, Trennungserlebnisse, Emigration, Elternschaft, beruflicher Misserfolg oder Eintritt in den Ruhestand. Die aus einem oder mehreren Stressoren resultierenden depressiven Symptome, Ängste, Anspannungs-, Ärgergefühle, Verhaltensauffälligkeiten sowie Störungen des Sozialverhaltens rechtfertigen noch keine spezifische Diagnose (wie z. B. Depression) und stellen somit eine eher subsyndromale Diagnosestellung dar. Entgegen der kontroversen Diskussion, ob eine Anpassungsstörung tatsächlich als eigenes Störungsbild zu betrachten ist, ermöglicht diese zumindest eine störungswertige Diagnose und somit einen psychotherapeutischen Versorgungsbedarf.

Diagnostische Kriterien der Anpassungsstörung (F43.2) nach ICD-10 (World Health Organisation et al., 2011)

A. Identifizierbare psychosoziale Belastung, von einem nicht außergewöhnlichen oder katastrophalen Ausmaß; Beginn der Symptome innerhalb eines Monats.

B. Symptome und Verhaltensstörungen (außer Wahngedanken und Halluzinationen), wie sie bei affektiven Störungen (F3), bei neurotischen, Belastungs- und somatoformen Störungen (F4) und bei Störungen des Sozialverhaltens (F91) vorkommen. Die Kriterien einer einzelnen Störung werden aber nicht erfüllt. Die Symptome können in Art und Schwere variieren.

Das vorherrschende Erscheinungsbild der Symptome sollte mit der fünften Stelle weiter differenziert werden:
F43.20 kurze depressive Reaktion (< vier Wochen)
F43.21 längere depressive Reaktion (< zwei Jahre)
F43.22 Angst und depressive Reaktion gemischt
F43.23 mit vorwiegender Störung von anderen Gefühlen
F43.24 mit vorwiegender Störung des Sozialverhaltens
F43.25 mit gemischter Störung von Gefühlen und Sozialverhalten
F43.28 mit sonstigen vorherrschenden Symptomen

C. Die Symptome dauern nicht länger als sechs Monate nach Ende der Belastung oder ihrer Folgen an, außer bei längerer depressiver Reaktion (F43.21). Die Diagnose einer Anpassungsstörung kann bis zu einer Dauer von sechs Monaten gestellt werden.

Wichtig ist hier der Hinweis, dass wann immer eine andere psychische Störung von den Kriterien her erfüllt ist, generell auf die Diagnose Anpassungsstörung verzichtet werden soll (vgl. Bengel & Hubert, 2010). Gerade im Kontext einer stressassoziierten Symptomatik sei nochmals auf die Möglichkeit einer weiteren Ausdifferenzierung der Diagnostik durch die in Tabelle 1 genannten Zusatzkodierungen verwiesen.

1.4.2 Affektive Störungen

Personen mit stressassoziierter Symptomatik beschreiben ihre Situation häufig mit Symptomen, welche den diagnostischen Kriterien einer depressiven Episode entsprechen können (F32; vgl. Fallbeispiel Herr K. auf S. 9). Wird diese gemäß der diagnostischen Kriterien erfüllt, so käme eine Anpassungsstörung nicht mehr infrage. Da auch die *depressive Episode* häufig zeitliche

Zusammenhänge zu psychosozialen Belastungsbedingungen zeigt, ist eine depressive Störung differenzialdiagnostisch sorgfältig abzuklären. Insbesondere die *leichte depressive Episode* kann eine Konsequenz aus einer überdauernden stressassoziierten Symptomatik sein (vgl. Kasten). Die Betroffenen schildern vor allem eine gedrückte Stimmung in Verbindung mit vermindertem Antrieb, wobei die Fähigkeit, Freude zu empfinden sowie Interesse und Konzentration beeinträchtigt sind. Ausgeprägte Müdigkeit geht mit Schlafstörungen einher, der Appetit ist vermindert, das Selbstwertgefühl beeinträchtigt. Entsprechend sind Schuldgefühle sowie Gedanken über die eigene Wertlosigkeit regelmäßig diagnostizierbar.

Diagnostische Kriterien der leichten depressiven Episode (F32.0) nach ICD-10 (World Health Organisation et al., 2011)

G1. Die depressive Episode sollte mindestens zwei Wochen dauern.

G2. In der Anamnese keine manischen oder hypomanischen Symptome, die schwer genug wären, die Kriterien für eine manische oder hypomanische Episode (F30) zu erfüllen.

G3. Ausschlussvorbehalt: Die Episode ist nicht auf einen Missbrauch psychotroper Substanzen (F1) oder auf eine organische psychische Störung im Sinne des Abschnitts F0 zurückzuführen.

A. Die allgemeinen Kriterien für eine Depressive Episode (F32 G1 bis G3) sind erfüllt.

B. Mindestens zwei der folgenden drei Symptome liegen vor:
   1. Depressive Stimmung, in einem für die Betroffenen deutlich ungewöhnlichen Ausmaß, die meiste Zeit des Tages, fast jeden Tag, im Wesentlichen unbeeinflusst von den Umständen und mindestens zwei Wochen anhaltend;
   2. Interessen- oder Freudeverlust an Aktivitäten, die normalerweise angenehm waren;
   3. Verminderter Antrieb oder gesteigerte Ermüdbarkeit.

C. Eins oder mehrere zusätzliche der folgenden Symptome, so dass die Gesamtzahl aus B. und C. mindestens vier bis fünf ergibt:
   1. Verlust des Selbstvertrauens oder des Selbstwertgefühles;
   2. Unbegründete Selbstvorwürfe oder ausgeprägte, unangemessene Schuldgefühle;
   3. Wiederkehrende Gedanken an den Tod oder an Suizid oder suizidales Verhalten;
   4. Klagen über oder Nachweise eines verminderten Denk- oder Konzentrationsvermögens, Unschlüssigkeit oder Unentschlossenheit;

> 5. Psychomotorische Agitiertheit oder Hemmung (subjektiv oder objektiv);
> 6. Schlafstörungen jeder Art;
> 7. Appetitverlust oder gesteigerter Appetit mit entsprechender Gewichtsveränderung.

Zur Diagnosestellung einer *mittelgradigen depressiven Episode (F32.1)* kommen neben den für die leichte depressive Episode postulierten Kriterien nochmals zusätzliche Symptome aus F32.0 C. hinzu, so dass insgesamt mindestens sechs bis sieben aus F32.0 B. und C. vorliegen.

Da Betroffene, die explizit wegen einer überfordernden stressassoziierten Symptomatik Hilfe aufsuchen, häufig somatische Beschwerden in den Vordergrund stellen, ist bei der ICD-Diagnosestellung der depressiven Episode die explizit abgefragte Angabe eines *somatischen Syndroms* auf der fünften Kodierungsstelle (z. B. F32.00 leichte depressive Episode ohne somatisches Syndrom; F32.01 leichte depressive Episode mit somatischem Syndrom) – nicht zuletzt mit Blick auf die Auswahl gezielter Therapieangebote – erforderlich. Typische Symptome sind hier neben Früherwachen und Morgentief eine deutliche psychomotorische Hemmung, Agitiertheit sowie Appetit-, Gewichts- und Libidoverlust.

Wichtig: Diagnostische Abklärung eines somatischen Syndroms im Rahmen einer depressiven Episode im Kontext einer stressassoziierten Symptomatik

---

Diagnostische Kriterien des somatischen Syndroms im Rahmen einer depressiven Episode nach ICD-10 (World Health Organisation et al., 2011)

Von einem somatischen Syndrom wird ausgegangen, wenn vier der folgenden Symptome vorhanden sind:
1. Deutlicher Interessenverlust oder Verlust der Freude an normalerweise angenehmen Aktivitäten;
2. Mangelnde Fähigkeit, auf Ereignisse oder Aktivitäten emotional zu reagieren, die normalerweise eine Reaktion hervorrufen;
3. Früherwachen, zwei Stunden oder mehr vor der gewohnten Zeit;
4. Morgentief;
5. Objektiver Befund einer ausgeprägten psychomotorischen Hemmung oder Agitiertheit (von anderen bemerkt oder berichtet);
6. Deutlicher Appetitverlust;
7. Gewichtsverlust (5 % oder mehr des Körpergewichts im vergangenen Monat);
8. Deutlicher Libidoverlust.

Neben dem erstmaligen Auftreten einer depressiven Episode infolge von Stressbelastungen ist differenzialdiagnostisch immer auf gegebenenfalls *rezidivierende depressive Störungen* und deren Zusammenhang mit Stressbelastungen zu achten.

Stressassoziierte Symptomatik als Auslöser rezidivierender depressiver Episoden

13

Diagnostische Kriterien der rezidivierenden depressiven Störung (F33) nach ICD-10 (World Health Organisation et al., 2011)
G1. In der Anamnese findet sich wenigstens eine entweder leichte (F32.0), mittelgradige (F32.1) oder schwere (F32.2, F32.3) depressive Episode, die mindestens zwei Wochen anhielt mit einem Intervall von mindestens zwei Monaten ohne deutliche affektive Störung bis zur aktuellen affektiven Episode.
G2. In der Anamnese keine Episode, die die Kriterien für eine hypomanische oder manische Episode (F30) erfüllt.
G3. Ausschlussvorbehalt: Die Episode ist nicht auf einen Missbrauch psychotroper Substanzen (F1) oder auf eine organische psychische Störung (F0) zurückzuführen.
Je nach Schweregrad wird die rezidivierende depressive Störung gemäß der im Kasten auf Seite 12 „Depressive Episode" dargestellten Kriterien als gegenwärtig leichte Episode (F33.0), gegenwärtig mittelgradige Episode (F33.1) oder gegenwärtig schwere Episode ohne bzw. mit psychotischen Symptomen (F33.2, F33.3) kodiert. Auch bei der rezidivierenden Form wird mit der fünften Stelle wieder das Vorliegen oder Fehlen eines somatischen Syndroms angegeben.

Der besondere Stellenwert einer sorgfältigen Stressdiagnostik liegt bei Patienten mit einer rezidivierenden depressiven Störung in der Möglichkeit einer gezielten und nachhaltigen Prävention. Wenn besondere psychosoziale Belastungskonstellationen regelmäßig einer erneuten depressiven Episode vorausgehen, stellen stressbezogene Interventionen in der Depressionstherapie einen besonderen Fokus in der Rezidivprophylaxe dar. Bei einer bereits chronifizierten depressiven Verstimmung über mindestens zwei Jahre ist differenzialdiagnostisch zusätzlich eine *Dysthymia (F34.1)* abzuklären.

1.4.3 Generalisierte Angststörung

Bei der *generalisierten Angststörung* spricht man von „frei flottierender" Angst, also einer anhaltenden und nicht auf bestimmte Umgebungsbedingungen oder Situationen beschränkte Angst. Diese Ängste werden begleitet durch eine Vielzahl möglicher Symptome wie Zittern, Muskelspannung, Schwitzen, Herzklopfen oder Schwindelgefühle. Historisch wurde bei Patienten mit dieser Symptomatik auch die Diagnose „Angstneurose" gestellt. Vor allem wegen der somatischen Symptome ist auf den Ausschluss einer Neurasthenie zu achten.

Diagnostische Kriterien der generalisierten Angststörung (F41.1) nach ICD-10 (World Health Organisation et al., 2011)

A. Ein Zeitraum von mindestens sechs Monaten mit vorherrschender Anspannung, Besorgnis und Befürchtungen in Bezug auf alltägliche Ereignisse.

B. Mindestens vier Symptome der unten angegebenen Liste, davon eines von den Symptomen 1. bis 4. müssen vorliegen:

Vegetative Symptome:
1. Palpitationen, Herzklopfen oder erhöhte Herzfrequenz,
2. Schweißausbrüche,
3. Fein- oder grobschlägiger Tremor,
4. Mundtrockenheit (nicht infolge Medikation oder Exsikkose).

Symptome, die Thorax oder Abdomen betreffen:
5. Atembeschwerden,
6. Beklemmungsgefühl,
7. Thoraxschmerzen oder -missempfindungen,
8. Nausea oder abdominelle Missempfindungen.

Psychische Symptome:
9. Gefühl von Schwindel, Unsicherheit, Schwäche und Benommenheit,
10. Gefühl, die Objekte sind unwirklich (Derealisationserleben) oder man selbst ist weit entfernt oder „nicht wirklich hier" (Depersonalisationserleben),
11. Angst vor Kontrollverlust oder davor „verrückt zu werden",
12. Angst zu sterben.

Allgemeine Symptome:
13. Hitzewallungen oder Kälteschauer,
14. Gefühllosigkeit oder Kribbelgefühle.

Symptome der Anspannung:
15. Muskelverspannung, akute oder chronische Schmerzen,
16. Ruhelosigkeit und Unfähigkeit zum Entspannen,
17. Gefühle von Aufgedrehtsein, Nervosität und psychischer Anspannung,
18. Kloßgefühl im Hals oder Schluckbeschwerden.

Unspezifische Symptome:
19. Übertriebene Reaktionen auf kleine Überraschungen oder Erschrecktwerden,
20. Konzentrationsschwierigkeiten, Leeregefühl im Kopf wegen Sorgen oder Angst,
21. Anhaltende Reizbarkeit,
22. Einschlafstörungen wegen Besorgnissen.

C. Die Störung erfüllt nicht die Kriterien für eine Panikstörung, eine phobische Störung, eine Zwangsstörung oder eine hypochondrische Störung.

D. Ausschlussvorbehalt: Die Störung ist nicht zurückzuführen auf eine organische Krankheit wie eine Hyperthyreose, eine organische psychische Störung oder auf eine durch psychotrope Substanzen bedingte Störung (z. B. Amphetamineinnahme, Benzodiazepinentzug).

Bei generalisierter Angststörung kann eine zusätzliche Diagnostik und Intervention stressassoziierter Symptome die Therapie verbessern

Personen, die bei anhaltender stressassoziierter Symptomatik therapeutische Hilfe suchen, können eine Reihe der genannten diagnostischen Kriterien der generalisierten Angststörung aufweisen. Werden die Kriterien für das diagnostische Vollbild der Störung erreicht, ist vorrangig eine Behandlung der generalisierten Angststörung geboten (vgl. Becker & Hoyer, 2005). Weist die Anamnese auf eine ätiopathogenetische Relevanz der berichteten stressassoziierten Symptomatik hin, sind die im vorliegenden Band erläuterten Behandlungsansätze modular zusätzlich zu empfehlen.

1.4.4 Somatoforme Störungen

Personen mit stressassoziierter Symptomatik weisen häufig körperliche Symptome auf, welche entweder bei ärztlichen Untersuchungen wiederholt zu negativen Befunden führen oder aber nicht ausreichend durch diagnostizierbare somatische Störungen erklärbar sind. Aus diagnostischer Sicht ist im Kontext stressbedingter Beschwerden vor allem auf Somatisierungsstörung, somatoforme autonome Funktionsstörung und somatoforme Schmerzstörung zu achten.

Somatisierungsstörung, somatoforme autonome Funktionsstörung und somatoforme Schmerzstörung: mögliche Störungsdiagnosen bei Patienten mit körperlichen Beschwerden im Rahmen einer stressassoziierten Symptomatik

Eine *Somatisierungsstörung* wird durch multiple, wiederholt auftretende und häufig wechselnde körperliche Symptome charakterisiert, welche wenigstens zwei Jahre bestehen. Die meisten Patienten berichten von zahlreichen ergebnislosen Untersuchungen oder sogar ergebnislosen operativen Eingriffen in den vergangenen Jahren. Potenziell können dabei alle Organsysteme und Körperteile betroffen sein, wobei die Störung fluktuierend, aber chronisch auftritt.

Diagnostische Kriterien der Somatisierungsstörung (F45.0) nach ICD-10 (World Health Organisation et al., 2011)

A. Eine Vorgeschichte von mindestens zwei Jahren mit anhaltenden Klagen über multiple und wechselnde körperliche Symptome, die durch keine diagnostizierbare körperliche Erkrankung erklärt werden können. Eventuell vorliegende bekannte körperliche Krankheiten erklären nicht die Schwere, das Ausmaß, die Vielfalt und die Dauer der körperlichen Beschwerden oder die damit verbundene soziale Behinderung.

Wenn einige vegetative Symptome vorliegen, bilden sie nicht das Hauptmerkmal der Störung, d. h. sie sind nicht besonders anhaltend oder belastend.

B. Die ständige Beschäftigung mit den Symptomen führt zu andauerndem Leiden und dazu, dass die Patienten mehrfach (dreimal oder mehrmals) um Konsultationen oder Zusatzuntersuchungen in der Primärversorgung oder beim Spezialisten nachsuchen. Wenn aus finanziellen oder geografischen Gründen medizinische Einrichtungen nicht erreichbar sind, kommt es zu andauernder Selbstmedikation oder mehrfachen Konsultationen bei örtlichen Laienheilern.

C. Hartnäckige Weigerung, die medizinische Feststellung zu akzeptieren, dass keine ausreichende körperliche Ursache für die körperlichen Symptome vorliegt. Vorübergehende Akzeptanz der ärztlichen Mitteilung allenfalls für kurze Zeiträume bis zu einigen Wochen oder unmittelbar nach einer medizinischen Untersuchung spricht nicht gegen die Diagnose.

D. Insgesamt sechs oder mehr Symptome aus der folgenden Liste (mit Symptomen aus mindestens zwei verschiedenen Gruppen):
   • Gastrointestinale Symptome (Bauchschmerzen, Übelkeit, Gefühl von Überblähung, schlechter Geschmack im Mund oder extrem belegte Zunge, Klagen über Erbrechen oder Regurgitation von Speisen, Klagen über häufigen Durchfall).
   • Kardiovaskuläre Symptome (Atemlosigkeit ohne Anstrengung, Brustschmerzen).
   • Urogenitale Symptome (Dysurie oder Klagen über Miktionshäufigkeit, unangenehme Empfindungen im oder um den Genitalbereich, Klagen über ungewöhnlichen oder verstärkten vaginalen Ausfluss).
   • Haut- und Schmerzsymptome (Klagen über Fleckigkeit oder Farbveränderungen der Haut, Schmerzen in den Gliedern, Extremitäten oder Gelenken, unangenehme Taubheit oder Kribbelgefühl).

E. Ausschlussvorbehalt: Die Störung tritt nicht ausschließlich während einer Schizophrenie oder einer verwandten Störung, einer affektiven Störung oder eine Panikstörung auf.

Die sorgfältige diagnostische Erfassung und Erläuterung einer stressassoziierten Symptomatik kann Personen mit Somatisierungsstörung ein Erklärungsmodell für ihre vielschichtigen und belastenden körperlichen Symptome bieten und zusätzlich zu einer gezielten Behandlung der Somatisierungsstörung (vgl. Rief & Hiller, 1998) eine Intervention der Stresssymptomatik ermöglichen.

Vorherrschendes Kennzeichen der *somatoformen autonomen Funktionsstörung* ist die Schilderung von Krankheitssymptomen, die auf ein weitgehend oder vollständig vegetativ inneviertes Organ zurückgehen – also insbesondere auf das kardiovaskuläre, gastrointestinale, respiratorische oder urogenitale System (vgl. Kasten). Patienten berichten dabei zwei Symptombereiche, die beide nicht mit einer somatischen Erkrankung assoziiert sind. Der

Diagnostik einer stressassoziierten Symptomatik als Erklärungsmodell für die Behandlung einer Somatisierungsstörung

erste Bereich bezieht sich auf Symptome der vegetativen Stimulation wie Herzklopfen, Zittern oder Schwitzen als Ausdruck der Angst vor einer somatischen Erkrankung. Der zweite Bereich beinhaltet unspezifische subjektive Symptome wie Schmerzen, Brennen oder Engegefühl, welche einem spezifischen Organsystem zugeordnet werden.

Diagnostische Kriterien der somatoformen autonomen Funktionsstörung (F45.3) nach ICD-10 (World Health Organisation et al., 2011)

A. Symptome der vegetativen Erregung, die von den Patienten einer körperlichen Krankheit in einem oder mehreren der folgenden Systeme oder Organe zugeordnet werden:
1. Herz und kardiovaskuläres System,
2. Oberer Gastrointestinaltrakt,
3. Unterer Gastrointestinaltrakt,
4. Respiratorisches System,
5. Urogenitalsystem.

B. Zwei oder mehr der folgenden vegetativen Symptome:
1. Palpitationen,
2. Schweißausbrüche,
3. Mundtrockenheit,
4. Hitzewallungen oder Erröten,
5. Druckgefühl im Epigastrium, Kribbeln oder Unruhe in der Magengegend.

C. Eines oder mehr der folgenden Symptome:
1. Brustschmerzen oder Druckgefühl in der Herzgegend,
2. Dyspnoe oder Hyperventilation,
3. Außergewöhnliche Ermüdbarkeit,
4. Aerophagie, Singultus oder brennendes Gefühl im Brustkorb oder im Epigastrium,
5. Bericht über häufigen Stuhlgang,
6. Erhöhte Miktionsfrequenz oder Dysurie,
7. Gefühl der Überblähung oder Völlegefühl.

D. Kein Nachweis einer Störung von Struktur oder Funktion der Organe oder Systeme, über welche die Patienten sich Sorgen machen.

E. Ausschlussvorbehalt: Die Symptome treten nicht ausschließlich im Zusammenhang mit einer phobischen oder einer Panikstörung auf.

Eine somatoforme autonome Funktionsstörung kann symptomatisch in einem Zusammenhang mit einer stressassoziierten Symptomatik stehen. Patienten berichten beispielsweise über belastende kardiovaskuläre Symptome sowie der Angst vor einer Herzerkrankung und wurden wiederholt ohne Befund kardiologisch untersucht (z. B. EKG unter Ruhe- und Belastungsbedingung).

Andere Patienten berichten von starken Magenbeschwerden oder häufigen Durchfällen mit großer Angst vor ernsthaften Magen- bzw. Darmerkrankungen ohne gastrointestinalen Befund. In der Vergangenheit erhielten Patienten meist Diagnosen wie Herzneurose oder Magenneurose, welche nur bedingt in spezifische, empirisch-evidenzbasierte Therapien mündeten. Für viele Patienten ist daher das Aufzeigen eines möglichen Zusammenhangs zwischen Stressbelastungen und/oder inadäquater Erholung und ihren Beschwerden ein wichtiger Ausgangspunkt für psychotherapeutisch begleitete Modifikationen der Erregungswahrnehmung und -kontrolle sowie der damit einhergehenden Kognitionen der Krankheitsangst.

Erläuterung des Zusammenhangs zwischen Stress, inadäquater Erholung und vegetativen Symptomen als wichtige Voraussetzung der Therapie

Die anhaltende *somatoforme Schmerzstörung* stellt sich durch andauernde quälende Schmerzen dar, welche physiologisch oder durch eine somatische Störung nicht vollständig erklärt werden können. Im ICD-10 wird ausdrücklich auf das Vorhandensein schwerwiegender psychosozialer Belastungen oder emotionaler Konflikte als Vorbedingung für die Diagnosestellung hingewiesen. Von der Diagnosestellung einer somatoformen Schmerzstörung ist dann abzuraten, wenn die Schmerzzustände im Verlauf einer depressiven Störung auftreten.

Psychosoziale Belastung als Voraussetzung für die Diagnose einer somatoformen Schmerzstörung

---

Diagnostische Kriterien der somatoformen Schmerzstörung (F45.4) nach ICD-10 (World Health Organisation et al., 2011)

A. Mindestens sechs Monate kontinuierlicher, an den meisten Tagen anhaltender, schwerer und belastender Schmerz in einem Körperteil, der nicht adäquat durch den Nachweis eines physiologischen Prozesses oder einer körperlichen Störung erklärt werden kann, und der anhaltend der Hauptfokus der Aufmerksamkeit der Patienten ist.

B. Ausschlussvorbehalt: Die Störung tritt nicht während einer Schizophrenie oder einer verwandten Störung auf oder ausschließlich während einer affektiven Störung, einer Somatisierungsstörung oder einer hypochondrischen Störung.

Ähnlich wie bei der zuvor beschriebenen somatoformen autonomen Funktionsstörung bietet bei diagnostizierbarer hoher Stressbelastung die therapeutische Arbeit an einer verbesserten Stressbewältigung (vgl. Kapitel 4) neben einer spezifischen Therapie der somatoformen Schmerzstörung einen therapeutischen Zusatzgewinn.

1.4.5 Neurasthenie

Die Diagnosestellung *Neurasthenie* unterliegt einer kulturabhängig unterschiedlichen Verbreitung und wird in jüngster Zeit häufig mit dem Begriff „chronisches Erschöpfungssyndrom" (chronic fatigue syndrome, CFS, G93.3) belegt. Eine Form der Neurasthenie weist vor allem Klagen über vermehrte Müdigkeit nach geistigen Anstrengungen auf, welches in der Regel mit abnehmender Arbeitsleistung und Konzentrationsproblemen einhergeht. Bei einer anderen Erscheinungsform der Neurasthenie liegt der Fokus auf der erlebten körperlichen Schwäche und Erschöpfung bereits nach geringer Anstrengung, welche durch muskuläre Schmerzen und unzureichende Entspannungsfähigkeit gekennzeichnet ist. Dabei gehen beide Formen mit einer Reihe aversiver Empfindungen einher, wie Schwindel oder Spannungskopfschmerz. Auch Symptome leichter Depression und Schlafstörungen (einschließlich Hypersomnie) werden von den Patienten berichtet. Die diagnostischen Kriterien sind im folgenden Kasten aufgeführt.

Diagnostische Kriterien der Neurasthenie (F48.0) nach ICD-10 (World Health Organisation et al., 2011)

A. Entweder 1. oder 2.:
   1. Anhaltendes und quälendes Erschöpfungsgefühl nach geringer geistiger Anstrengung, z. B. nach der Bewältigung oder dem Bewältigungsversuch alltäglicher Aufgaben, die keine ungewöhnlichen geistigen Anstrengungen erfordern.
   2. Anhaltende und quälende Müdigkeit und Schwäche nach nur geringer körperlicher Anstrengung.

B. Mindestens eines der folgenden Symptome:
   1. Akute oder chronische Muskelschmerzen,
   2. Benommenheit,
   3. Spannungskopfschmerz,
   4. Schlafstörung,
   5. Entspannungsunfähigkeit,
   6. Reizbarkeit.

C. Die Betroffen sind nicht in der Lage, sich von den oben dargestellten Beeinträchtigungen innerhalb eines normalen Zeitraumes von Ruhe, Entspannung oder Ablenkung zu erholen.

D. Die Dauer der Störung beträgt mindestens drei Monate.

E. Ausschlussvorbehalt: Diese Störung kann nicht diagnostiziert werden bei Vorliegen einer organischen emotional labilen Störung, einem postenzephalitischen Syndrom, einer affektiven Störung, einer Panikstörung oder einer generalisierten Angststörung.

Erfassung einer stressassoziierten Symptomatik ermöglicht gezielte stressbezogene Rezidivprophylaxe bei Neurasthenie

Insbesondere, wenn Patienten im Rahmen der Anamnese von langanhaltender stressassoziierter Symptomatik berichten, welche der Neurastheniesymptomatik vorausging, ist neben einer gezielten Behandlung der Neurasthenie (vgl. auch Gaab & Ehlert, 2005) im Rahmen der Rezidivprophylaxe auf eine besondere Rolle der adäquaten Stressbewältigung zu achten.

1.4.6 Medizinische Erkrankungen

Patienten mit stressassoziierter Symptomatik können unter körperlichen und/oder psychischen Symptomen leiden. Um eine organische Grunderkrankung, welche die körperlichen Symptome des Patienten vollständig erklären könnte, auszuschließen, ist zumindest bei noch nicht vorliegenden medizinischen Untersuchungsergebnissen initial eine gründliche medizinische Abklärung erforderlich. Dazu gehören neben der hausärztlichen Untersuchung (u. a. Blutbild) auch fachärztliche Untersuchungen in Abhängigkeit von der geschilderten Symptomatik (u. a. EKG unter Belastung, neurologische oder orthopädische Untersuchung). Dies gilt insbesondere bei Verdacht auf die oben beschriebenen somatoformen Störungen sowie Neurasthenie. Selbstverständlich bedeutet das Vorliegen eines medizinischen Befundes wiederum nicht, dass daraus die Symptomatik und deren Behandlung vollständig und zufriedenstellend abgeleitet werden kann. Stress kann auf vielfältige Weise mit körperlichen Erkrankungen einhergehen – als ursächliche oder aufrechterhaltende Bedingung ebenso wie als Folge chronischer Krankheitsbilder. Erst eine umfassende differenzialdiagnostische Integration aller Befunde ermöglicht bei Patienten mit diagnostizierbarer erhöhter Stressbelastung die Ableitung wirksamer individualisierter Behandlungsansätze.

Stress als ursächliche oder aufrechterhaltende Bedingung sowie als Folge chronischer somatischer Erkrankungen

1.5 Komorbidität

Da es sich bei einer stressassoziierten Symptomatik um kein distinktes Störungsbild handelt, kann im eigentlichen diagnostischen Sinn auch nicht von Komorbidität gesprochen werden. Belastende Lebensereignisse oder -phasen finden sich als Diagnosekriterien bei einigen spezifischen Störungen, so dass diese entsprechend anhand der Klassifikationssysteme diagnostiziert werden können. Die bereits erwähnte Anpassungsstörung erfordert explizit vorausgehende psychosoziale Belastungen und affektive oder somatoforme Störungen sowie die Neurasthenie beschreibende psychopathologische Zustände, die als Folge psychosozialer Belastungen auftreten können. Eine stressassoziierte Symptomatik kann durchaus in verschiedene Richtungen in einem kausalen Zusammenhang mit der Primärdiagnose stehen:

a) als Ursache für eine psychische Störung (z. B. Anpassungsstörung infolge erhöhter stressassoziierter Symptomatik);

b) als Auslöser für eine psychische Störung (z. B. akute Stressphase unmittelbar vor einem Rückfall bei Alkoholabhängigkeit) oder

c) als Folge einer psychischen Störung (z. B. chronisch erhöhte stressassoziierte Symptomatik als Folge emotionaler Hyperreagibilität bei bestehender Borderline-Persönlichkeitsstörung).

Sorgfältige Diagnostik: Stressassoziierte Symptomatik als Ursache, Auslöser und/oder Folge einer psychischen Störung

Einer sorgfältigen Diagnostik der aktuell bestehenden oder in der Vorgeschichte diagnostizierbaren stressassoziierten Symptomatik kommt daher eine besondere Bedeutung zu, um daraus einen individuellen Therapieplan zu erstellen.

Hier sei nochmals nachdrücklich auf die Klassifikation von R-Diagnosen (*ICD*, Kapitel XVIII, Symptome, Zeichen, und abnorme klinische und Laborbefunde, nicht andernorts klassifizierbar) sowie von Z-Diagnosen (*ICD*, Kapitel XXI; Faktoren, die den Gesundheitszustand beeinflussen und zur Inanspruchnahme von Gesundheitsdiensten führen) verwiesen. Insbesondere die unter Z73 klassifizierbaren Diagnosen (vgl. Tabelle 1) ermöglichen neben einer Präzisierung der Primärstörung eine zusätzliche stressbezogene Therapieindikation (z. B. Z73.0 Ausgebranntsein; Z73.3 Stress, andernorts nicht klassifiziert).

2 Stresstheorien und -modelle

Für die verschiedenen Erscheinungsformen von Stress existiert eine Vielzahl von Erklärungsmodellen, die z. T. im Rahmen der Ätiopathogenese belastungsbedingter Störungen zu sehen sind, darunter die Anpassungsstörung, die posttraumatische Belastungsstörung oder affektive Störungen. Diese sind explizit nicht Gegenstand dieses Kapitels. Der Schwerpunkt liegt vielmehr auf Modellen, die zur Erklärung psychischer und physiologischer Veränderungen unter akuten und chronischen Stressbedingungen entwickelt wurden (Heinrichs, Nater & Ehlert, 2004), und herangezogen werden können, um mit dem Patienten ein Erklärungsmodell zu erarbeiten, das als „Störungsmodell" seiner individuellen stressbedingten Symptomatik dienen kann. Dabei ist den individuellen Bedingungen und dem Kern der berichteten Symptomatik Rechnung zu tragen. Während das *Allgemeine Anpassungssyndrom* (Selye, 1982) und das *Allostatic Load*-Modell (McEwen, 1998) als heuristische Erklärungsmodelle für die physiologischen Grundlagen von Erschöpfung bei chronischer Belastung dienen können, ist das *Transaktionale Modell* (Lazarus & Folkman, 1984) geeignet, die kognitiven Anteile (Bewertung) zu verstehen. Schließlich existieren spezifische Modelle zu den negativen Folgen von arbeitsbezogenen Belastungen, von denen das *Job-Demand-Control*-Modell (Anforderungs-Kontroll-Modell; Karasek, 1979) und das *Effort-Reward-Imbalance*-Modell (Anstrengungs-Belohnungs-Imbalance Modell; Siegrist et al., 2004) näher vorgestellt werden.

2.1   Allgemeines Anpassungssyndrom

Das *Allgemeine Anpassungssyndrom (AAS)* verdeutlicht eine prozessorientierte Sichtweise von Stress und kann den Zusammenhang zwischen andauernder Belastung und körperlicher Erschöpfung anhand biologischer Mechanismen erklären. Dieser „naturwissenschaftliche" Erklärungsansatz kann für Patienten mit einer stressassoziierten Symptomatik als Modell ihrer als unverständlich erlebten Symptome dienen.

Basierend auf Studien im Tiermodell postulierte Hans Selye in den 30er Jahren des vergangenen Jahrhunderts eine einflussreiche Theorie zur Reaktion des menschlichen Körpers auf langanhaltende Belastungen – das *Allgemeine Anpassungssyndrom (AAS)* (Selye, 1982). Selye beobachtete in seinen Versuchen, bei denen die Tiere verschiedensten vornehmlich physischen Belastungen ausgesetzt waren, ein universelles Muster von Belastungsfolgen, die sog. *Stresstrias*: Vergrößerung der Nebennierenrinde, Atrophie von Thymus, Milz und lymphatischen Organen sowie Ausbildung von Magen- und Darmgeschwüren.

Stresstrias

Das AAS unterscheidet drei Phasen des Stressgeschehens (vgl. Abbildung 1): Alarmreaktion, Widerstandsphase und Erschöpfungsphase. Die *Alarmreaktion* ist charakterisiert durch die akute Reaktion des Organismus auf eine konkrete Belastung. Nach einer kurzen Phase des „Schocks" reagiert der Körper mit einer Reihe von Bewältigungsreaktionen, darunter die vermehrte Freisetzung von Glukose und freien Fettsäuren aus Muskulatur, Leber und

Alarmreaktion

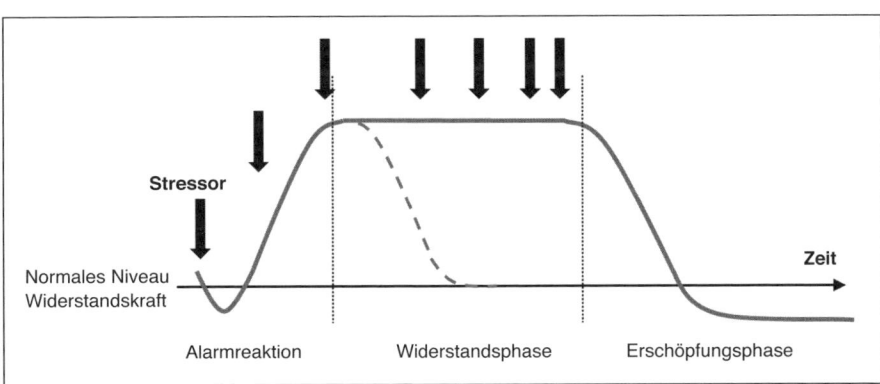

Abbildung 1: Das *Allgemeine Anpassungssyndrom* (nach Selye, 1982). Die Kurve stellt die Widerstandskraft im Zeitverlauf dar. Bei akutem Stress unterschreitet die Widerstandskraft zunächst das normale Niveau (Schockphase), um dann stark anzusteigen. Bei erfolgreicher Bewältigung sinkt sie nach kurzer Zeit auf das Ruheniveau ab (unterbrochene Linie), während sie bei wiederholter oder langanhaltender Belastung ohne erfolgreiche Bewältigung nach einer Phase des Widerstandes in die Erschöpfung übergehen kann.

Fettgewebe sowie die Aktivierung der Herztätigkeit und der Atmung. Die *Widerstandsphase* ist dagegen gekennzeichnet durch diverse endokrine und metabolische Regulationsmechanismen, welche die Kompensation und Regulation der physiologischen Veränderungen der Schockphase zum Ziel haben. Sie sind somit der Versuch des Körpers, die Homöostase wieder herzustellen bzw. die Anpassung der Organismus an die veränderten Umweltbedingungen zu fördern. Zu diesen Reaktionen gehören eine vermehrte Aktivität des vegetativen Nervensystems mit der Ausschüttung von Adrenalin und Noradrenalin aus dem Nebennierenmark und die Aktivierung der Hypothalamus-Hypophysen-Nebennierenrinde mit der Ausschüttung von Cortisol. Adrenalin trägt zu einer Steigerung der Herztätigkeit, des Blutdrucks, der Atmung und der Freisetzung von Glukose und Fettsäuren aus Leber, Muskulatur und Fettgewebe bei. Diese Anpassungsreaktionen bewirken eine erhöhte Verfügbarkeit von Energie, welche den Organismus zu einer adäquaten Stressreaktion befähigen sollen. Im Gegenzug werden Verdauung und lymphatische Organe in ihrer Tätigkeit gehemmt. Bei einem AAS geht bei andauernder Einwirkung starker Belastungen und dem Misslingen der physiologischen Anpassung der Organismus schließlich in eine Erschöpfung über. In dieser *Erschöpfungsphase* kommt es zu nachhaltigen Schädigungen einzelner oder mehrerer Organsysteme, im weiteren Verlauf zum Zusammenbruch einzelner Funktionen und schließlich im Extremfall zum Tod des Organismus.

Obwohl dieses Modell in der heutigen Stressforschung nur mehr eine untergeordnete Rolle spielt, eignet es sich als heuristisches Modell zur Verdeutlichung der körperlichen Anpassungsmechanismen und der Folgen chronischen Stresses im Hinblick auf die Erschöpfung einzelner Organsysteme.

2.2   Transaktionales Modell

Die Erklärung von Stress als psychologisches Geschehen, das vor allem durch kognitive Prozesse gesteuert wird, geht auf das in den 50er und 60er Jahren des vorigen Jahrhunderts entwickelte Stressmodell von Richard S. Lazarus zurück (Lazarus & Folkman, 1984). Es fokussiert auf das subjektive Erleben von Stress und dient als Basis kognitiver Erklärungsansätze und Interventionen. Mithilfe dieses Stressmodells kann der Einfluss kognitiver Prozesse auf das Stressgeschehen erläutert werden. Zudem stellt dieses Modell das Behandlungsrational für kognitive Interventionen dar.

Lazarus war vor allem an den Bedingungen menschlicher Stressreaktionen interessiert und legte den Schwerpunkt auf den Einfluss kognitiver Bewertungsprozesse („appraisal"). In seinen ersten Untersuchungen war er zu der Überzeugung gelangt, dass interindividuelle Stressreaktionen zu einem wesentlichen Teil durch die individuelle Bewertung der Situation (primäre Bewertung, „primary appraisal") und die Bewertung der eigenen Bewältigungsfähigkeiten (sekundäre Bewertung, „secondary appraisal") bedingt sind (vgl. Abbildung 2).

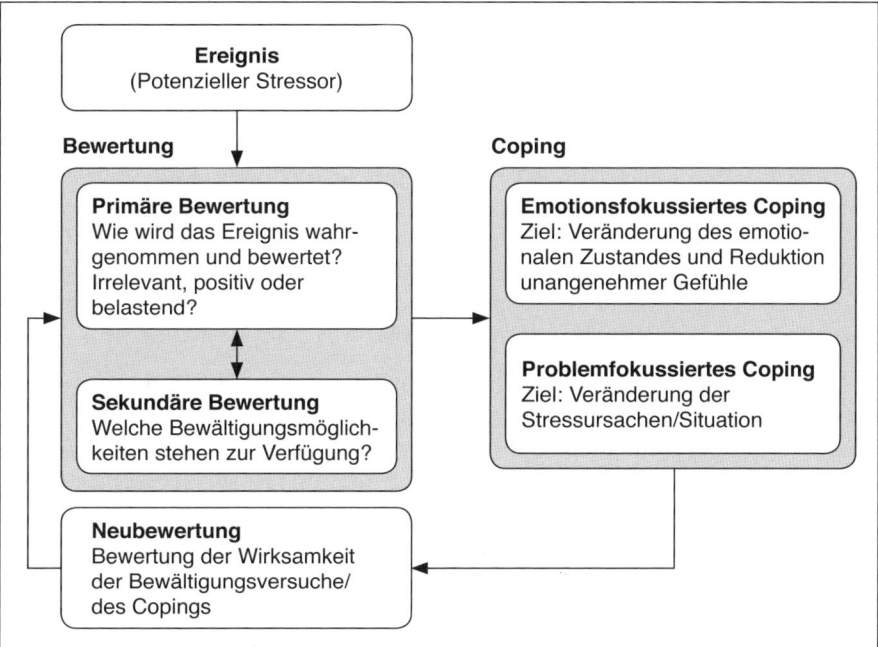

Abbildung 2: Das transaktionale Stressmodell mit den verschiedenen Bewertungsprozessen und Formen der Bewältigung (nach Lazarus & Folkman, 1984). Zunächst wird das auslösende Ereignis einer primären Bewertung hinsichtlich seiner Relevanz und Valenz unterzogen. Die sekundäre Bewertung der Situation bezieht sich auf die zur Verfügung stehenden Bewältigungsmöglichkeiten. Basierend auf dem Ergebnis der Bewertung werden Bewältigungsstrategien (Coping) gewählt, welche nach deren Anwendung zu einer Neubewertung der Situation führen.

Während sich *primäre Bewertungsprozesse* auf Merkmale der Situation beziehen und die Bewertung hinsichtlich der Relevanz und Bedrohlichkeit für das eigene Wohlergehen beinhalten, zielen *sekundäre Bewertungsprozesse* auf die Fähigkeiten der eigenen Person ab und beziehen sich auf die Frage, ob die zur Verfügung stehenden Ressourcen zur Bewältigung der Situation ausreichen. Die Begriffe primär und sekundär implizieren Lazarus zufolge keine Unterscheidung bzgl. der Wichtigkeit oder der zeitlichen Abfolge; sie sind vielmehr gleichermaßen wichtig und können in wechselnder Abfolge, gleichzeitig oder unabhängig relevant für das Erleben und Verhalten des

Individuums sein. Die Annahme von primären und sekundären Bewertungsprozessen erlaubt die Erklärung von unterschiedlichen Reaktionen verschiedener Individuen auf einen objektiv gleichen Reiz.

Bewältigung

In einer Erweiterung des Modells führte Lazarus den Prozess der *Bewältigung* („Coping") ein, der sämtliche motorischen und kognitiven Reaktionen des Individuums umfasst, welche das Individuum unternimmt, um an die Situation zu adaptieren (assimilativ: selbstverändernd; akkomodativ: situationsverändernd). Lazarus unterscheidet dabei zwei Arten der Bewältigung: emotionsfokussierte und problemfokussierte Bewältigung. *Emotionsfokussierte* Bewältigung zielt demnach auf die Reduktion der negativen physiologischen und psychischen Folgen belastender Erlebnisse, während *problemfokussierte* Bewältigung die aktiv-gestaltende Veränderung der auslösenden oder aufrechterhaltenden Bedingungen der belastenden Situation zum Ziel hat. Lazarus war der Überzeugung, dass die primären und sekundären Bewertungsprozesse ausschlaggebend für die Wahl der Bewältigungsversuche sind (Lazarus & Folkman, 1984).

Emotionsfokussierte Bewältigung

Problemfokussierte Bewältigung

Neubewertung

Schließlich nimmt das transaktionale Modell an, dass Bewältigungsversuche hinsichtlich ihrer Wirksamkeit zur Lösung belastender Situationen ebenfalls wieder durch das Individuum bewertet werden und in diesem Sinne zu einer *Neubewertung* („re-appraisal") der Situation und der Ressourcen führen. Gelingt es nicht, zu einer entlastenden Neubewertung zu kommen, bleibt der Stress bestehen.

Aus dem transaktionalen Modell ergeben sich einige wesentliche Implikationen. Die Reaktion auf eine konkrete (physische und psychische) Belastung hängt sowohl von der Bewertung der Situation als auch von der Bewertung der zur Verfügung stehenden Bewältigungsressourcen ab. Die Wahrscheinlichkeit von emotions- oder problemfokussierter Bewältigung wird durch diese Bewertungsprozesse beeinflusst und hängt im weiteren Verlauf (v. a. bei chronischer Belastung) zunehmend von der wahrgenommenen Wirksamkeit vorangegangener Bewältigungsversuche ab.

2.3   Allostatic Load-Modell

Für die Arbeit mit Patienten hilfreich ist oftmals eine Erläuterung von Stress, die biologische und psychologische Elemente verbindet. Hierzu hat McEwen vorliegende Befunde zu einem psychobiologischen Stressmodell verbunden (McEwen, 1998).

Psychobiologisch fundiertes Erklärungsmodell

Dieses psychobiologisch fundierte Erklärungsmodell für die Entstehung stressbedingter Erkrankungen, das *Allostatic Load*-Modell (McEwen, 1998), basiert auf dem oben vorgestellten Allgemeinen Adaptationssyndrom von Selye. Ausgehend von der Beobachtung, dass die durch Belastungen her-

26

vorgerufenen physiologischen Veränderungen sowohl wichtig für die Anpassung des Organismus sind, unter anderen Umständen aber zu dauerhaften Schädigungen des Organismus führen können, führte zu der Frage, wie Stress die Entstehung von Krankheiten begünstigt (Heinrichs & Gaab, 2007).

Das Konzept der Allostase bezeichnet physiologische und behaviorale Mechanismen, welche die langfristige Anpassung eines Organismus an belastende Umweltbedingungen begünstigen. Damit hat das Konzept eine enge Verwandtschaft zur Homöostase, betont jedoch stärker die Dynamik der zugrunde liegenden Prozesse, die eine hohe Anpassungsfähigkeit an veränderte Umweltbedingungen ermöglicht. Die Ausschüttung von *Stresshormonen* wie Katecholamine und Glucocorticoide (v. a. Cortisol) ist ein Beispiel für die Aktivität allostatischer Anpassungsmechanismen, weil sie die Anpassung metabolischer Prozesse an veränderte Anforderungen der Umwelt sicherstellen. Akuter psychosozialer Stress (z. B. eine Rede vor einem kritischen Publikum) führt über die Aktivierung des *Sympathikus-Nebennierenmark-Systems* zur Ausschüttung der Katecholamine Adrenalin und Noradrenalin. Zudem kommt es zur Aktivierung der *Hypothalamus-Hypophysen-Nebennierenrinden-Achse* mit einer zeitverzögerten Ausschüttung von Cortisol aus der Nebennierenrinde (vgl. Abbildung 3; deutschsprachige

Ausschüttung von Stresshormonen

Sympathikus-Nebennierenmark-Systems

Hypothalamus-Hypophysen-Nebennierenrinden-Achse

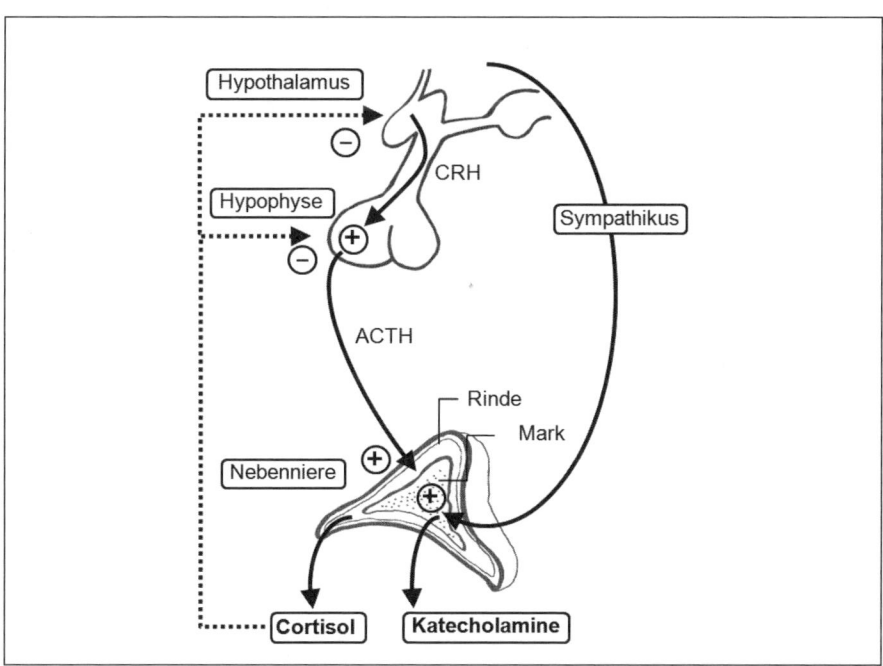

Abbildung 3: Hypothalamus-Hypophysen-Nebennierenrinden-Achse und Sympathikus-Nebennierenmark-System: Zwei stressreaktive Systeme.

27

Überblicke finden sich bei Heinrichs, Steiner & Kirschbaum, 2012; Kirschbaum & Heinrichs, 2011; von Dawans, Kirschbaum & Heinrichs, 2009). Beide Systeme begünstigen die Anpassung des Organismus an die veränderten Umweltbedingungen, indem sie beispielsweise die Bereitstellung von Glukose

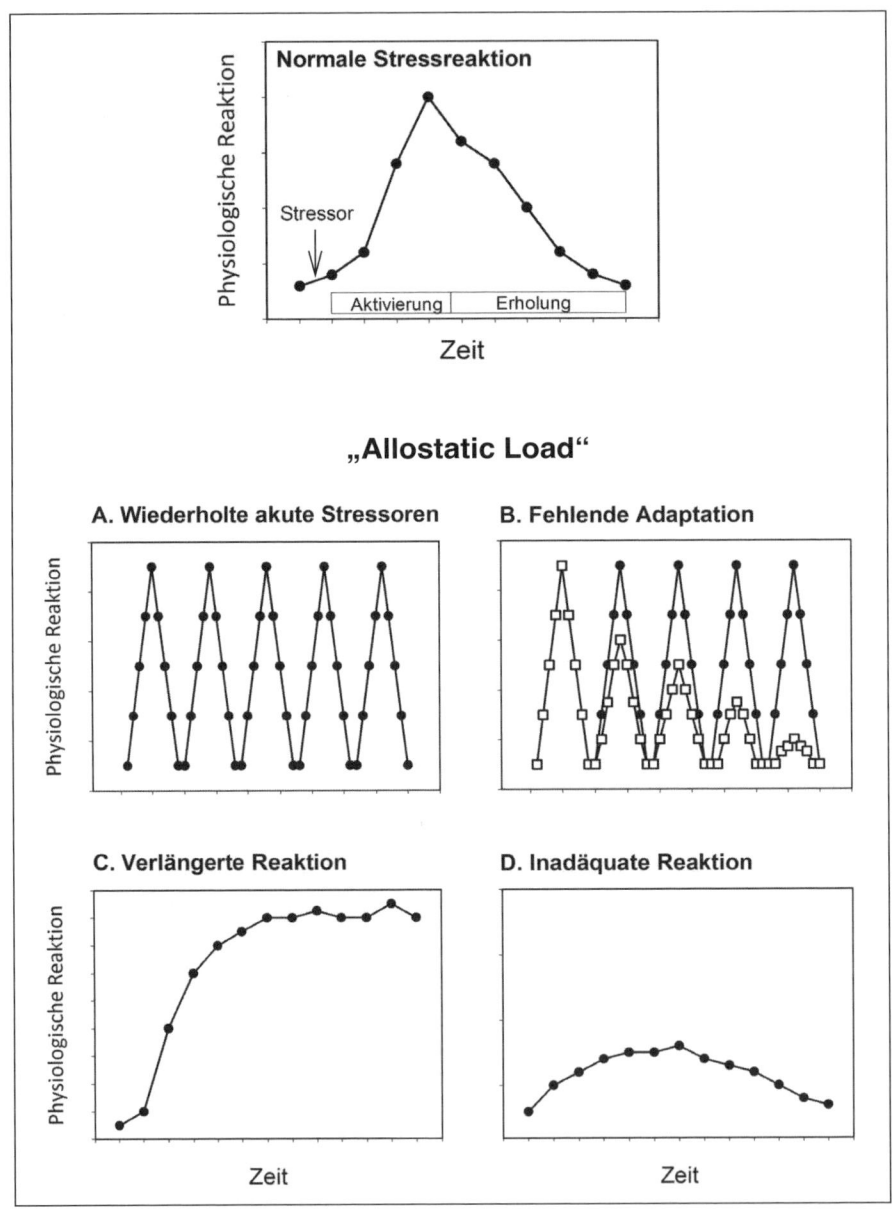

Abbildung 4: Allostatische Stressreaktion und Formen von „Allostatic Load" (nach McEwen, 1998)

fördern und positive Effekte auf kognitive Prozesse haben (Heinrichs, Chen, Domes & Kumsta, 2013).

„Allostatic Load"

Die allostatische Belastung *(Allostatic Load)* resultiert aus der inadäquaten Aktivität allostatischer Systeme und kann in vier verschiedene Kategorien eingeteilt werden (vgl. Abbildung 4): (a) häufige verschiedene akute Stressoren, (b) mangelnde Adaptation an einen wiederkehrenden gleichen Stressor, (c) fehlende Terminierung und damit Verlängerung der Stressreaktion, und (d) inadäquat geringe Reaktion auf eine Belastung. Während in den ersten drei Fällen eine exzessive allostatische Reaktion direkt zu dauerhaften Schädigungen führen kann, kann eine zu geringe Reaktion eines Systems (z. B. inadäquate Cortisolfreisetzung) wiederum zu einer exzessiven Reaktion eines oder mehrerer anderer Systeme (z. B. Freisetzung imflammatorischer Zytokine mit Entzündungsfolgen) führen, weil die supprimierende Cortisolwirkung vermindert ist, welche normalerweise in einem Zeitraum von 20 bis 120 Minuten eine Gegenregulation einleitet und zu einer Unterdrückung von Entzündungsreaktionen führt.

Das Konzept des „Allostatic Load" liefert somit einen heuristischen Ansatz zum Verständnis stressbedingter körperlicher Erkrankungen als Folge unterschiedlicher Formen inadäquater Stressreagibilität.

2.4 Stress im Arbeitskontext

Arbeitsbedingte Belastungen

Bezüglich arbeitsbedingter Belastungen existieren spezifische Modelle, die hilfreich sein können, die Entstehung einer stressassoziierten Symptomatik in Folge hoher psychosozialer Arbeitsanforderungen zu verstehen. Dazu zählen das *Anforderungs-Kontroll-Modell* (Karasek, 1979) und das *Effort-Reward-Imbalance* (ERI)-Modell (Siegrist et al., 2004).

Anforderungs-Kontroll-Modell

In einem arbeitspsychologischen Kontext entwickelt, stellt das *Anforderungs-Kontroll-Modell* von Karasek (1979) zwei Komponenten heraus: die psychosozialen Anforderungen der Arbeitssituation und den individuellen Entscheidungsspielraum. Danach entsteht Stress im Arbeitskontext vor allem dann, wenn bei hohen Anforderungen die Entscheidungs- und Gestaltungsspielräume gering sind. Nach diesem Modell führen umgekehrt hohe psychosoziale Anforderungen gepaart mit weitreichenden Gestaltungsmöglichkeiten zu positiven Auswirkungen auf Arbeitszufriedenheit und Gesundheit. Abbildung 5 illustriert den Zusammenhang zwischen Anforderungen und Handlungsspielraum hinsichtlich der arbeitsbezogenen Beanspruchung.

Effort-Reward-Imbalance-Modell

Kern des *Effort-Reward-Imbalance* (ERI)-Modells ist die Annahme, dass ein Ungleichgewicht von Anstrengung (effort) und Belohnung (reward) zu Ungunsten der Belohnung Stress verursacht (vgl. Abbildung 6). Belohnung umfasst dabei die subjektiv wahrgenommene Gratifikation der Arbeit durch

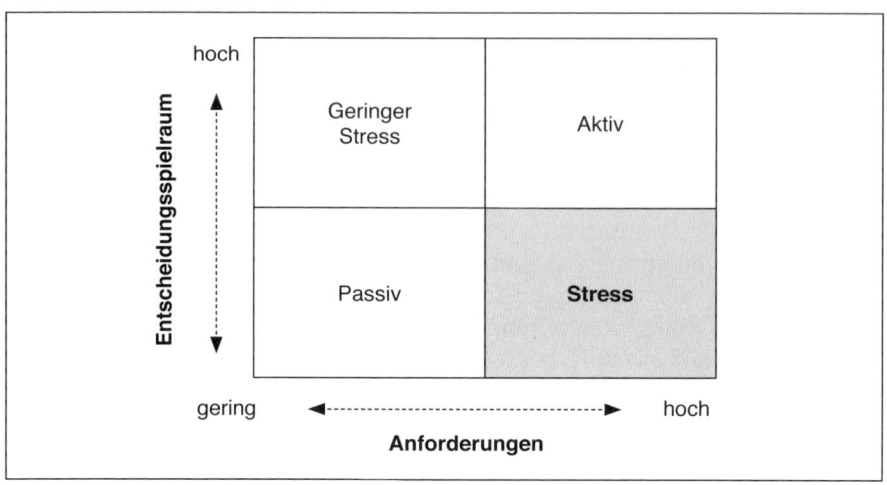

Abbildung 5: Anforderungs-Kontroll-Modell nach Karasek und Theorell (1990)

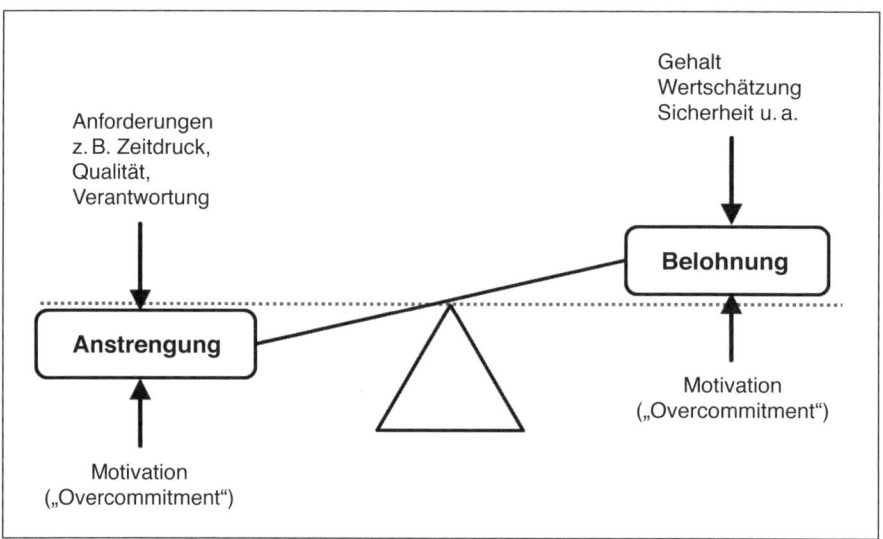

Abbildung 6: Das Effort-Reward-Imbalance-Modell (Siegrist, 1996). Ein hohes Ausmaß an Anstrengung und ein geringes Ausmaß an subjektiv wahrgenommener Gratifikation bringen die Waage aus dem Gleichgewicht.

Bezahlung, Bestätigung und Wertschätzung durch Kollegen und Vorgesetzte sowie das Fortkommen im Beruf (z. B. Beförderung). Auf der anderen Seite bezieht sich die Anstrengung auf die Erfüllung der beruflichen Anforderungen, die entweder extrinsisch sein können (u. a. Zeitdruck, Qualität) oder intrinsisch (u. a. subjektive Ansprüche, Engagement). In der aktuellen Fassung des Modells kommt dem Konzept des „Overcommitments" eine zentrale Rolle zu. „Overcommitment" ist das *überhöhte Engagement* bzw. das „Übermotiviertsein" einer Person, das nicht durch situative Belohnung oder Anstrengung gesteuert wird, sondern ein dispositionelles Persönlichkeitsmerkmal darstellt. Das Ausmaß an „Overcommitment" beeinflusst sowohl die eigene Anstrengung als auch die Wahrnehmung der Gratifikation, so dass die Imbalance zwischen hohen Anforderungen und geringer Gratifikation noch verstärkt wird.

Ein Ungleichgewicht kann demnach durch drei ganz unterschiedliche Bedingungen zu einer stressassoziierten Symptomatik führen: (1) Eine Person begibt sich bewusst, freiwillig und als Investition in die Zukunft in das Ungleichgewicht. Diese Entscheidung kann u. a. im Rahmen einer Ausbildung erforderlich und durchaus sinnvoll sein. Eine *„Gratifikationskrise"* tritt ein, wenn die aufgeschobene Belohnung bzw. Anerkennung nicht eintritt. (2) Eine Person hat bedingt durch ihre Qualifikation und fehlende berufliche Entwicklungsmöglichkeiten keine Chance eine der Anstrengung angemessene Entlohnung zu erhalten. Sie lebt über längere Zeit in einer Effort-Reward Imbalance. Dieser Zusammenhang gilt als ursächlich für stressassoziierte Erkrankungen. (3) Eine Person zeigt das stabile Muster eines „Overcommittments" und leidet situationsunabhängig an einer kognitiv verzerrten Wahrnehmung: Sie unterschätzt systematisch ihre Verausgabung und überschätzt die Belohnung. Personen mit hohem „Overcommitment" leiden überdauernd unter stressassoziierten Beschwerden. Sie können zwar neue Arbeitssituationen finden, ihre Imbalance stellt sich jedoch immer wieder ein.

Es existieren einige Studien, die einen Zusammenhang zwischen ERI und gesundheitlichen Risiken bestätigen, wobei der Einfluss des „Overcommitments" seltener untersucht wurde. Basierend auf dem ERI-Modell wurde von Siegrist und Kollegen ein Fragebogen vorgelegt, der zentrale Konzepte des Modells quantitativ erfasst (*Effort-Reward-Imbalance-Questionnaire*; Siegrist et al., 2004).

2.5   Protektive Faktoren

Sind Erkrankungen die direkte Folge von chronischen Belastungen oder kritischen Lebensereignissen? Obwohl Zusammenhänge zwischen dem Auftreten von (chronischem) Stress und psychischen und somatischen Erkrankungen wiederholt gezeigt werden konnten, wäre es unangemessen von einem direkten kausalen Zusammenhang zwischen Belastungen oder Stresserleben und diesen Erkrankungen auszugehen. Die Tatsache, dass Menschen auf objektiv vergleichbare Stressoren unterschiedlich reagieren und in differenzieller Weise Bewältigungsstrategien verfolgen, legt das Vorhandensein von individuellen Risiko- und Schutzfaktoren nahe. Diese protektiven Faktoren können als zeitlich überdauernde Dispositionen aufgefasst werden, sind jedoch im Rahmen einer Intervention durchaus veränderbar. Die Identifikation dieser Risiko- und Schutzfaktoren kann zudem zu einem besseren Verständnis der Entstehungsbedingungen von subjektivem Stress beitragen.

2.5.1 Soziale Unterstützung

Einer der wichtigsten Schutzfaktoren ist die erlebte soziale Unterstützung bei der Bewältigung sowohl alltäglicher als auch außergewöhnlicher Stressoren. Zusammenfassend zeigen epidemiologische Studien in den USA und Europa: „Personen, die sich sozial eingebunden und unterstützt wahrnehmen, leben gesünder, zufriedener und länger – und im Gegenzug sind einsame Personen mit einem deutlich erhöhten Gesundheitsrisiko konfrontiert" (Ditzen & Heinrichs, 2007, S. 144). Soziale Unterstützung scheint demnach ein unspezifisch protektiver Faktor zu sein, obwohl die korrelativen Zusammenhänge, die sich in epidemiologischen Studien zeigen, keinen kausalen Schluss zulassen. Es erscheint ebenso plausibel, dass relativ gesunde Personen eine höhere Wahrscheinlichkeit haben, in stabilen und dauerhaften Beziehungen zu leben, und aus diesem Grund ein höheres Ausmaß an sozialer Unterstützung erfahren.

Wesentlich erscheint an dieser Stelle der Hinweis, dass vor allem die subjektive Wahrnehmung sozialer Unterstützung maßgeblich für die positiven Effekte ist, weniger die tatsächlich erhaltene (Sarason, Pierce & Sarason, 1990). Bezeichnenderweise zeigte eine Studie, dass das Ausmaß der tatsächlichen Unterstützung paradoxe Effekte haben kann, d. h. mit einem stärkeren Ausmaß depressiver Symptomatik einhergehen kann (Cohen & Hoberman, 1983). Zwei Erklärungen kommen dafür in Frage: (1) Die Umwelt verhält sich besonders unterstützend, wenn es der betreffenden Person besonders schlecht geht; (2) die Diskrepanz zwischen Erwartung und tatsächlicher Unterstützung kann zu einer Verstärkung der Symptomatik beitragen, besonders wenn es sich um Zeiten schwerer Krisen handelt.

Auch eine Unterscheidung zwischen offensichtlicher und unsichtbarer Unterstützung ist notwendig (Bolger, Zuckerman & Kessler, 2000). Während offensichtliche Unterstützung anfälliger für die erwähnten paradoxen Effekte ist, könnte soziale Unterstützung, die vom Unterstützten nicht explizit bemerkt wird, positive Effekte entfalten, ohne dass es zu den oben angedeuteten negativen Effekten kommt. Unsichtbare, verdeckte Unterstützung scheint besonders in engen, partnerschaftlichen Beziehung relevant zu sein, um den selbstberichteten Stress der Partner zu reduzieren (Shrout, Herman & Bolger, 2006).

Schließlich kann zwischen *praktisch-instrumenteller* und *psychologisch-emotionaler* sozialer Unterstützung unterschieden werden. Diese Unterscheidung spiegelt die unterschiedlichen Coping-Strategien des transaktionalen Modells von Lazarus wieder – in diesem Sinne kann soziale Unterstützung eher problemfokussiert oder emotionsfokussiert sein (Lazarus & Folkman, 1984).

Wie kann man sich die gesundheitsfördernde Wirkung von sozialer Unterstützung im Zusammenhang mit Stress erklären? Folgt man der Vorstellung, dass (chronischer) Stress eine von oftmals mehreren Ursachen für die Entstehung zahlreicher Erkrankungen ist, könnte soziale Unterstützung auf verschiedene Arten protektiv wirken (vgl. Abbildung 7):

1. Direkt über die Verminderung der Belastung, z. B. im Sinne einer tatsächlichen Reduktion des zu bewältigenden Arbeitsaufwandes;
2. Direkt über die Förderung gesundheitlich positiver Verhaltensweisen, z. B. sportliche Aktivitäten oder anderen angenehmer Tätigkeiten;
3. Indirekt über die Verminderung der negativen Effekte von Stress, z. B. durch die Aktivierung von physiologischen Mechanismen, welche die Aktivität der stressreaktiven Systeme reduzieren („Puffereffekt").

Soziale Unterstützung wirkt auf verschiedene Arten stressreduzierend

Es existiert eine Vielzahl von Feld- und Laborstudien, die belegen, dass zumindest wahrgenommene soziale Unterstützung die Aktivität und Reaktivität sowohl des Herz-Kreislauf-Systems als auch hormoneller Systeme günstig beeinflussen (eine Übersicht findet sich bei Ditzen & Heinrichs, 2014).

Soziale Unterstützung wirkt stressprotektiv

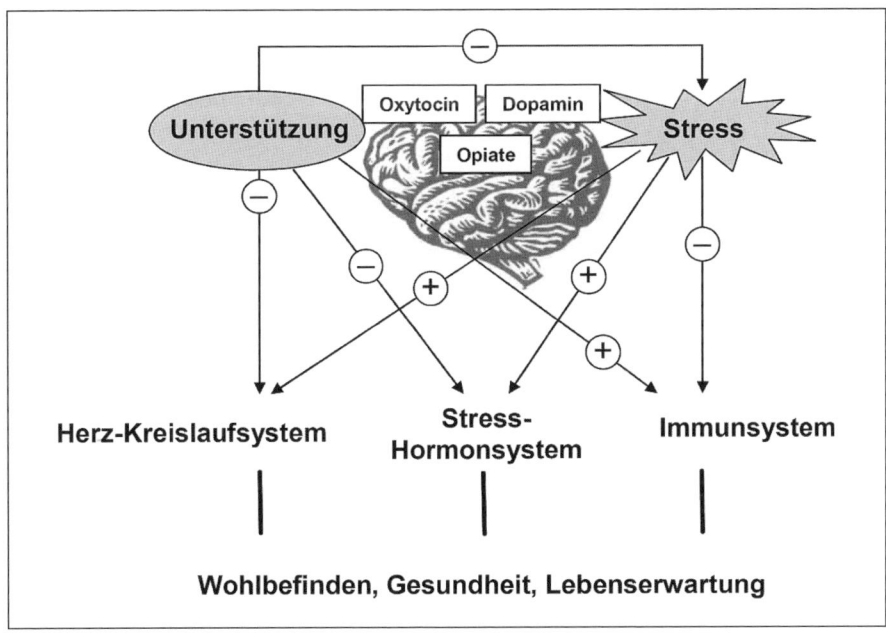

Abbildung 7: Schematische Darstellung der stressprotektiven Wirkung von sozialer Unterstützung auf der Ebene des Nervensystems und peripherer stressreagibler physiologischer Systeme (aus Ditzen & Heinrichs, 2007).

Festzuhalten ist, dass der „Puffereffekt" in mehreren Laboruntersuchungen nachgewiesen werden konnte. So vermindert soziale Unterstützung beispielweise die Cortisolsekretion auf einen psychosozialen Stressor (Heinrichs, Baumgartner, Kirschbaum & Ehlert, 2003). Interessanterweise scheint die Wirkung von Drittvariablen abhängig zu sein: Frauen profitierten im Gegensatz zu Männern von der verbalen (instrumentellen) Unterstützung durch ihren Partner kaum (Kirschbaum, Klauer, Filipp & Hellhammer, 1995), zeigten jedoch in einer anderen Untersuchung positive Effekte, wenn Sie non-verbal in Form angenehm wahrgenommener Berührung (Nackenmassage durch den Partner) unterstützt wurden (Ditzen et al., 2007). Entscheidend für den positiven Effekt sozialer Unterstützung erscheint die Passung zwischen Erwartung und tatsächlich erhaltener Unterstützung zu sein.

2.5.2 Körperliche Fitness

Obwohl Schutzfaktoren aus psychologischer Sicht primär im kognitiven Bereich gesucht werden, spielen körperliche Faktoren wie die physische Fitness eine bedeutsame Rolle in der Bewältigung von psychosozialem Stress. Körperliche Fitness ist dadurch gekennzeichnet, dass die physiologische Reaktion auf körperliche Belastungen und die Erholungszeit nach einer Belastung reduziert ist. In den letzten Jahren ist die Rolle der körperlichen Fitness stärker in den Fokus der Stressforschung gerückt. Erwar-

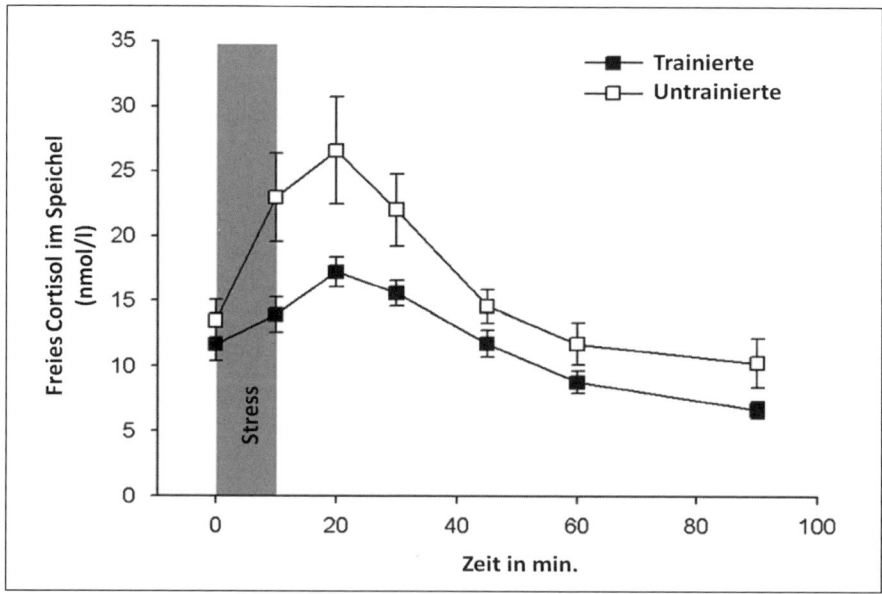

Abbildung 8: Cortisolkonzentration im Speichel vor und nach dem „Trier Social Stress Test" bei trainierten und untrainierten Männern (nach Rimmele, Zellweger, Marti, Seiler, Mohiyeddini, Ehlert & Heinrichs, 2007)

tungsgemäß zeigen neuere Studien, dass bei höherer körperlicher Fitness die physiologische Reaktion auf akute psychosoziale Belastungen reduziert ist. Dies zeigt sich zum Beispiel in einer verminderten Cortisolausschüttung (vgl. Abbildung 8) und einer geringeren kardiovaskulären Antwort bei trainierten Männern und Frauen im Vergleich zu Untrainierten in einer standardisierten psychosozialen Stresssituation (Klaperski, von Dawans, Heinrichs & Fuchs, 2013; Rimmele et al., 2009; Rimmele et al., 2007).

Physische Fitness ist mit geringer Stressreaktion assoziiert

Für die körperliche Fitness gibt es inzwischen auch kausale Hinweise auf einen stressprotektiven Effekt. In einer prospektiven Längsschnittstudie wurden 149 gesunde Männer randomisiert drei verschiedenen Bedingungen zugewiesen: ein je 12 Wochen dauerndes *Fitnesstraining* (Lauftraining) oder Entspannungstraining (progressive Muskelentspannung, Atemkontrolltechniken und Imaginationstechniken) oder Wartebedingung (Klaperski, von Dawans, Heinrichs & Fuchs, 2014). Während das Fitnesstraining sowohl die Cortisol- als auch die kardiovaskuläre Stressreaktion auf einen psychosozialen Gruppenstresstest (*Trier Social Stress Test for Groups, TSST-G*; von Dawans, Kirschbaum & Heinrichs, 2011) signifikant reduzierte, bewirkte das Entspannungstraining lediglich eine verminderte Cortisol-Stressreaktion und die Wartebedingung keinerlei Nutzen (Klaperski et al., 2014).

Fitnesstraining ist einem Entspannungstraining überlegen

2.5.3 Persönlichkeitsdispositionen

Des Weiteren finden sich einige Persönlichkeitsdispositionen, von denen bekannt ist, dass sie einen positiven Effekt auf die Stressbewältigung haben können. Obwohl man von einer gewissen Stabilität dieser Personenmerkmale ausgehen kann, kann die Einbeziehung dieser Merkmale in die Therapie sinnvoll sein. Vor allem im Zusammenhang mit der Bearbeitung dysfunktionaler bzw. irrationaler Grundannahmen ist die Betrachtung von Selbstwirksamkeitserwartung, Kontrollüberzeugung und Optimismus nützlich, um auf dieser Ebene Veränderungen in Richtung alternativer stressreduzierender Überzeugungen anzustoßen (vgl. Kapitel 4.6.6).

Auf der Suche nach Positivfaktoren in der Krankheitsbewältigung, hat sich die *Selbstwirksamkeitserwartung* (Bandura, 1977) als zentraler Resilienz- und Schutzfaktor gezeigt. Unter Selbstwirksamkeit im Rahmen psychosozialer Belastungen versteht man die allgemeine Erwartung, dass das eigene Bewältigungsverhalten auch ausgeführt werden kann. Damit beeinflusst diese habituelle Kompetenzerwartung im Modell von Lazarus maßgeblich die sekundäre Bewertung im Bewältigungsprozess. Die eigenen Kompetenzen in der Bewältigung einer konkreten belastenden Situation werden als günstiger eingestuft, was positive Auswirkungen auf die Handlungsmotivation hat. Eine Längsschnittstudie konnte zeigen, dass eine erhöhte Selbstwirksamkeit der Entwicklung einer posttraumatischen Belastungsstörung nach Traumakonfrontation entgegenwirkt (Heinrichs et al., 2005).

Selbstwirksamkeit als Schutzfaktor

Ein verwandtes Konstrukt ist ein Persönlichkeitsmerkmal, das als *Hardiness* bezeichnet wird. Diese Dimension beinhaltet drei Facetten: Engagement, Kontrolle und Herausforderung. Die Überschneidungen mit dem bereits skizzierten Konzept der Selbstwirksamkeit sind unübersehbar, wobei die Facetten Engagement und Herausforderung hinzukommen. Diese beiden Facetten beschreiben Personen mit einem hohen Ausmaß an Neugier, Interesse und dem Streben nach persönlichem Wachstum. Obwohl die Trennschärfe zu anderen Konstrukten bezweifelt werden kann, zeigen einige Studien, dass Hardiness im Sinne eines moderierenden protektiven Faktors die negativen Folgen von Stress zu vermindern scheint (Kobasa, Maddi, Puccetti & Zola, 1985; Waysman, Schwarzwald & Solomon, 2001).

Als weiterer Schutzfaktor erscheint der *Optimismus* einer Person. Optimismus ist die subjektive Annahme eines positiven Ausgangs einer belastenden Situation. Vor allem in der Krankheitsbewältigung konnte in mehreren Studien bei Patienten mit verschiedenen Erkrankungen (u. a. Herzerkrankungen, Brustkrebs) gezeigt werden, dass optimistische Patienten sich schneller erholten und generell zufriedener mit ihrer Lebenssituation waren (Carver et al., 1993; Scheier & Carver, 1987). Hinsichtlich ihres Verhaltens zeigten Optimisten mehr problemfokussiertes Coping und weniger Vermeidung, Pessimisten hingegen eher emotionsfokussiertes Coping und deutlichere Tendenzen zur kognitiven Vermeidung ihrer Symptome.

Zusammenfassend soll an dieser Stelle noch ausdrücklich darauf hingewiesen werden, dass die genannten Risiko- und Schutzfaktoren lediglich Korrelate des mehr oder weniger effizienten Bewältigungsverhaltens, der subjektiven Stressbelastung und der physiologischen Konstitution sind. Die Wirkrichtung zwischen Stresserleben und Persönlichkeitsmerkmalen kann durchaus umgekehrt sein. Möglicherweise beeinflusst ein effizienter Umgang mit alltäglichen Belastungsfaktoren Optimismus, Selbstwirksamkeit und Engagement günstig.

3 Diagnostik und Indikation

Die Diagnostik dient zunächst der Indikationsstellung für eine Intervention, der Differenzialdiagnostik und darüber hinaus der Interventionsplanung und Steuerung des Interventionsprozesses. Grundsätzlich kann man qualitativen Verfahren der Situations-, Verhaltens- und Bedingungsanalyse von standardisierten quantitativen Verfahren (v. a. Fragebogen) unterscheiden. Während qualitative Verfahren der Ermittlung der individuellen Entstehungsbedingungen und der Faktoren dienen, welche zur Auslösung und Aufrechterhaltung der berichteten stressassoziierten Symptomatik beigetragen haben (vgl. Kapitel 3.1), eignen sich Fragebogen und Inventare zur Abschätzung der Ausprägung der erfassten Konstrukte idealerweise anhand von Normen (vgl. Kapitel 3.2). Darüber hinaus gibt es Bestrebungen, die individuelle Diagnostik um die Ebene der physiologischen Stressindikatoren zu erweitern. Im Kontext von Stress und stressassoziierter Symptomatik wurde in den letzten Jahren vor allem die Bedeutung des Stresshormons Cortisol im Speichel intensiv beforscht (vgl. Kapitel 3.3). Eine solche Analyse der belastungsassoziierten Cortisolfreisetzung kann einen wertvollen zusätzlichen Beitrag in einem diagnostischen Mehr-Ebenen-Ansatz leisten (Heinrichs & Kaiser, 2003; Kirschbaum & Heinrichs, 2011).

3.1 Erstgespräch, Makro-/Mikroanalyse und Fremdanamnese

Besteht im Rahmen des Erstgesprächs oder aufgrund von Vorinformationen der Verdacht, dass erhöhte stressverursachende Belastungen vorliegen, ist es sinnvoll, die Lebensumstände, die Häufigkeit und Intensität von Stressoren, das subjektive Stresserleben und die vorhandene Ressourcen im Erstgespräch zu erheben. Ziele sind zum einen die Erhebung des subjektiven Stressverständnisses und der Problemsicht des Patienten, zum anderen auch die Erfassung der Problemsicht des sozialen Umfelds (z. B. Lebenspartner oder Arbeitskollegen).

Exploration im Erstgespräch

Im Sinne einer ersten Makroanalyse wird die Stresssymptomatik mit den Lebensumständen in Beziehung gesetzt. Dabei wird ermittelt, welche Ereignisse oder Lebensbedingungen (z. B. private Belastungen, Arbeitssituation, usw.) aus Sicht des Patienten einen Zusammenhang mit der Entstehung der Stresssymptomatik haben, welche Bewältigungsversuche unternommen werden und welche Konsequenzen sich daraus ergeben. Die Erfassung der Konsequenzen liefert oft erste Hinweise auf aufrechterhaltende Faktoren, da neben den kurzfristig negativen Konsequenzen auch positive Auswirkungen des Stresses oder seiner Bewältigungsversuche berichtet werden können.

Makroanalyse der auslösenden und aufrechterhaltenden Lebensumstände

Die in Tabelle 2 aufgelisteten Leitfragen können dabei (vgl. auch die Karte „Leitfragen für das Erstgespräch bei stressassoziierter Symptomatik" am Ende des Buches) wichtige Hinweise liefern, inwiefern die spontan berichtete Symptomatik des Patienten stressassoziiert ist.

Tabelle 2: Leitfragen für das Erstgespräch (nach Stächele & Volz, 2013)

Stressassoziierte Symptomatik erfragen	– Welche Beschwerden führen Sie zu mir? – Bitte beschreiben Sie mir, worin die Belastungen/der Stress in Ihrem Leben besteht. Woran merken Sie, dass Sie gestresst sind?
Das Auftreten der stress-assoziierten Symptomatik mit Veränderungen der Lebenssituation in Zusammenhang bringen	– Wie war es, bevor der Stress in Ihrem Leben begann? – Was war los, als der Stress begann? – Wie lange besteht diese Situation/Belastung schon? – Was hilft Ihnen – trotz dieser Belastung – mit der Situation umzugehen?
Den Patient dazu anregen, seine Stressreaktionen auf kognitiver, emotionaler, physiologischer und behavioraler Ebene zu berichten	– Was denken Sie über sich und die Stresssituation? – Was erwarten Sie von sich selbst, wenn Sie in solch einer Situation sind? – Welche Emotionen/Gefühle sind damit verbunden (z. B. Angst, Ärger, Hilflosigkeit)? – Welche körperlichen Veränderungen bemerken Sie bei sich (z. B. Verspannungen, Verdauungsprobleme, Erröten, Herzrasen, Schwitzen?) – Wie ist Ihre derzeitig körperliche Leistungsfähigkeit (z. B. Arbeitsgeschwindigkeit, Ermüdbarkeit)?
Die Auswirkungen und Konsequenzen erfragen	– Welche kurzfristigen negativen Auswirkungen hat Ihre Stressreaktion? Welche positiven Konsequenzen? – Welches sind die langfristigen Folgen? Was erwarten Sie auf lange Sicht? – Was an der aktuellen Lebenssituation ist trotz allem positiv?

Ergänzend kann eine Checkliste der Stresssignale auf verschiedenen Ebenen ausgehändigt werden (vgl. auch „Checkliste Stress-Notfallsignale" im Anhang, S. 100).

Mikroanalyse konkreter Stress-situationen

Im weiteren Verlauf der Diagnostik ist im Sinne einer Mikroanalyse eine detaillierte Erhebung der Bedingungen, Reaktionen und Folgen in konkreten belastenden Situationen im Sinne einer Situations- und Verhaltensanalyse für die Therapieplanung erforderlich. Dies ist vor allem hilfreich, wenn es sich um wiederkehrende „typische" Stresssituationen handelt. Die Betrachtung der Mikroebene dient zum einen der Orientierung des Therapeuten über die spezifische Problematik und gibt Hinweise auf Interventionsansätze, zum anderen fördert sie die Selbstbeobachtung des Klienten und ist eine Voraussetzung für ein vertieftes Verständnis der Zusammenhänge zwischen situativen Merkmalen, eigenen Reaktionen und den daraus resultierenden Folgen (vgl. Bartling, Echelmeyer & Engberding, 1998).

Eingangs sind die Ziele der Situations- und Verhaltensanalyse mit dem Patienten zu erarbeiten. Der Schwerpunkt liegt hierbei darauf, zu verdeutlichen, dass die Verhaltensanalyse anhand eines einfachen Schemas einerseits die Selbstbeobachtung fördert und der Identifikation ineffizienten Bewältigungsverhaltens dient, andererseits die Grundlage zur Erarbeitung eines veränderten Problemverständnisses und alternativer Handlungsmöglichkeiten schafft. Auf der Basis der Informationen und Folgerungen aus der Situations- und Verhaltensanalyse kann direkt neues Bewältigungsverhalten im Feld eingeübt werden und hinsichtlich seiner Wirksamkeit überprüft werden. Ein Beispiel für eine Situationsanalyse findet sich in Kapitel 4.6.2.2.

Grundsätzlich ist die Beteiligung von Bezugspersonen im Sinne einer Fremdanamnese an der Diagnostik zu empfehlen. Da soziale Prozesse einen erheblichen Einfluss auf die Entstehung und Bewältigung von chronischem Stress haben, kann die Fremdeinschätzung von Lebenspartnern, Arbeitskollegen oder anderen Bezugspersonen die Schilderungen des Patienten ergänzen und neue Perspektiven aufzeigen, welche die soziale Dimension im Stressgeschehen aufzeigen.

Fremd- anamnese

3.2 Psychometrische Fragebogen

Zur spezifischen quantitativen Erfassung von Stressoren, subjektivem Stressempfinden und Stressfolgen eignen sich verschiedene Fragebogenverfahren. Bislang liegt kein einzelnes, umfassendes psychometrisches Verfahren vor, mit welchem Stress in seinen Facetten vollumfänglich beschrieben werden kann. Die Aufgabe besteht darin, aus der Vielzahl verfügbarer Instrumente jene auszuwählen, die der diagnostischen Fragestellung im Einzelfall möglichst entsprechen. Daher wird hier ein Überblick über geeignete Instrumente gegeben.

3.2.1 Erfassung momentaner Belastung und Befindlichkeit

Zur Erfassung der momentanen, akuten Belastung bieten sich neben klassischen Befindlichkeitsskalen (z. B. Adjektivlisten wie dem *Mehrdimensionalen Befindlichkeitsfragebogen, MDBF*; Steyer, Schwenkmezger, Notz & Eid, 1997) einfache visuelle oder numerische Analogskalen an (z. B. in Form eines „*Stressbarometers*" auf einer Skala von 0 bis 10). Während Befindlichkeitsskalen oft mehrere Verhaltensindikatoren oder beschreibende Adjektive zu einer Skala zusammenfassen und eine höhere Reliabilität besitzen, können mittels einfacher visueller Analogskalen in sehr kurzen Abständen Informationen über das subjektive Belastungsniveau in einer Situation eingeholt werden. Die Erhebung der Belastung im Verlauf einer Intervention mit Analogskalen ist geeignet, dem Patienten und dem Therapeuten eine zeitnahe Rückmeldung über die Wirksamkeit gewählter Verhaltensänderungen zu geben (vgl. auch Kapitel 4.6.2 und Abbildung 13).

Erfassung des globalen Stresslevels mittels „Stressbarometer"

3.2.2 Erhebung von Lebensereignissen

Social-
readjustment
Rating Scale

Die systematische Erfassung von Ereignissen dient der Quantifizierung von situativen Einflüssen auf die betroffene Person. Die im englischsprachigen Raum gebräuchliche *Social Readjustment Rating Scale* (*SRRS-R*; Hobson et al., 1998; *SRRS*; Holmes & Rahe, 1967) erfasst das Vorhandensein von kritischen Lebensereignissen (z. B. Tod des Partners, Hochzeit, Geburt eines Kindes), welche anhand ihres Belastungspotenzials (sog. „Life Change Units") zu einem kumulativen Belastungswert aufaddiert werden. Die einzelnen Ereignisse lassen sich fünf Bereichen zuordnen: (1) Sterben und Tod, (2) Verbrechen und juristische Ereignisse, (3) Gesundheit, (4) familienbezogene Aspekte und (5) finanzielle Aspekte. Die Grundidee der SRRS hat Eingang in die drei folgenden deutschsprachigen standardisierten Interviews gefunden, welche im klinischen Alltag die systematische Erfassung relevanter Ereignisse und deren Bewertung erleichtern.

Inventare
zur Erfassung
von Lebens-
ereignissen

Das *Inventar zur Erfassung lebensverändernder Ereignisse* (*ILE*; Siegrist & Greyer, 2002) kombiniert Fragebogen und Interview, indem es 34 kritische Lebensereignisse oder länger andauernde Lebensbedingungen zusammen mit der subjektiven Bewertung erfragt. In ähnlicher Weise werden mit der *Münchner Ereignisliste* (*MEL*; Maier-Diewald, Wittchen, Hecht & Werner-Eilert, 1983) 49 positive und negative Lebensereignisse erfasst. Darüber hinaus ist das *Leipziger Ereignis- und Belastungsinventar* (*LEBI*; Richter & Guthke, 1996) verfügbar, welches die erfassten Ereignisse bezüglich ihrer erforderten Anpassungsleistung gewichtet und diese in Bezug zu den persönlichen Lebenszielen setzt. Das LEBI umfasst 50 Items und dauert inklusive Interview etwa 50 Minuten.

Alltags-
belastungs-
fragebogen
Erhebung der
„daily hassles
und uplifts"

Neben diesen Verfahren zur Erfassung von kritischen Lebensereignissen, existieren deutschsprachige Fragebogenverfahren zur quantitativen Erfassung von alltäglichen Belastungen bzw. Ereignissen. Der *Alltagsbelastungsfragebogen* (*ABF*; Traue, Hrabal & Kosarz, 2000)erhebt die Häufigkeit alltäglicher Stressoren anhand von 58 Items und erlaubt die Berechnung der durchschnittlichen Belastung durch diese Ereignisse. Der *Fragebogen zur Erfassung Emotional Relevanter Alltagsereignisse* (*ATE-36*; Schmidt-Atzert, 1989) erfasst neben 19 negativen Ereignissen („daily hassles"), auch 17 positive Ereignisse, die weitgehend den „daily uplifts" nach Kanner et al. (1981) entsprechen.

3.2.3 Erfassung der subjektiven Belastung

Die Erfassung der allgemeinen Belastung durch alltägliche Stressoren kann je nach Referenzzeitraum (wenige Tage bis mehrere Wochen) mit verschiedenen Fragebogen erfolgen.

Der *Erholungs-Belastungs-Fragebogen* (*EBF*; Kallus, 1995) dient der Erfassung des aktuellen Verhältnisses von Beanspruchung und Erholung einer Person. Der Referenzzeitraum beträgt 3 Tage. Mit 72 Items auf 12 Subskalen werden bewertete Beanspruchung (Subskala 1 bis 7) und erlebte Erholung (Subskala 8 bis 12) erhoben und können zu jeweils einem Bereichswert verrechnet werden.

Erfassung des Verhältnisses von Beanspruchung und Erholung

Der *Perceived Stress Questionnaire* (*PSQ*; Levenstein et al., 1993; Fliege, Rose, Arck, Levenstein & Klapp, 2001; Fliege et al., 2005) zielt auf die Erfassung des subjektiven Belastungsempfindens in einem Zeitraum von 4 Wochen. Die 30 Items der Langversion des Fragebogens sind 7 Subskalen zugeordnet, die 20 Items der Kurzversion 4 Subskalen (Sorgen, Anspannung, Freude, Anforderungen), welche faktorenanalytisch gewonnen wurden. Die Subskalen können zu einem Gesamtwert („Stresserleben") verrechnet werden.

Erfassung des subjektiven Stresses im letzten Monat

Zur Erfassung verschiedener Bereiche chronischer Stressoren eignet sich das *Trierer Inventar zum Chronischen Stress* (*TICS*; Schulz, Schlotz & Becker, 2004). Auf insgesamt 9 Subskalen (vgl. Tabelle 3) wird die Häufigkeit von Belastungen in einem Referenzzeitraum von 3 Monaten erfasst. Der Fragebogen umfasst 57 Items mit einer Bearbeitungszeit von etwa 10 bis 15 Minuten. Daneben ist eine Screening-Skala enthalten, die mit 12 Items die Erfassung von chronischem Stress erlaubt.

Erfassung von Stress in verschiedenen Domänen

Tabelle 3: Subskalen des Trierer Inventars zum Chronischen Stress (*TICS*; Schulz et al., 2004)

Subskala	Beispielitem
1. Arbeitsüberlastung	Ich habe viele Aufgaben zu erledigen.
2. Soziale Überlastung	Ich muss mich viel mit Problemen anderer beschäftigen.
3. Erfolgsdruck	Ich muss Aufgaben erfüllen, die mit hohen Erwartungen verbunden sind.
4. Unzufriedenheit mit der Arbeit	Ich muss Verpflichtungen erfüllen, die ich innerlich ablehne.
5. Überforderung bei der Arbeit	Ich werde den Anforderungen bei meiner Arbeit nicht mehr gerecht.
6. Mangel an sozialer Anerkennung	Ich bekomme zu wenig Anerkennung für das, was ich leiste.
7. Soziale Spannungen	Ich habe unnötigen Streit mit anderen Personen.
8. Soziale Isolation	Zeiten, in denen ich zu wenig Kontakt zu anderen Personen habe.
9. Chronische Besorgnis	Zeiten, in denen mir die Sorgen über den Kopf wachsen.

Zusätzlich zu den beschriebenen allgemeinen Verfahren finden sich eine Reihe deutschsprachiger Fragebogen, welche die erlebte Belastung in spezifischen Kontexten erheben: Spezifische Belastungen von Eltern (*Elternstressfragebogen, ESF*; Domsch & Lohaus, 2010), Lehrern (*Lehrer-Angst-und-Stress-Inventar, LASI*; Lukesch & Stahl, 2011), Angehörigen in der häuslichen Pflege (*Häusliche Pflege Skala, HPS*; Grässel & Leutbecher, 2001), Krebspatienten (*Fragebogen zur Belastung von Krebskranken, FBK-R23*; Herschbach, Marten-Mittag & Henrich, 2003), und Arbeitnehmern (*Fragebogen zur Erfassung von beruflichen Gratifikationskrisen, ERI*; Rödel, Siegrist, Hessel & Brähler, 2004).

*(Marginalie: **Erfassung von spezifischen Belastungen**)*

3.2.4 Stressbewältigung (Coping)

Neben der Erfassung von Ereignissen und der Messung der subjektiven chronischen Belastung, ist die Erhebung von Bewältigungsstrategien für die Therapieplanung von besonderer Bedeutung, da sie wertvolle Hinweise zur therapeutischen Unterstützung bei der Bewältigung der vorliegenden Belastungen liefern. Die *Ways of Coping Checklist* (*WCCL*; Folkman & Lazarus, 1980) und die nachfolgende Überarbeitung, der *Ways of Coping Questionnaire* (*WCQ*; Folkman, Lazarus, Dunkelschetter, Delongis & Gruen, 1986) wurden auf der theoretischen Grundlage des transaktionalen Stressmodells von Lazarus entwickelt. Mit beiden Verfahren lassen sich problem- vs. emotionsfokussierte Bewältigungsstrategien unterscheiden, von denen einige bei der Entwicklung von deutschsprachigen Verfahren zur Krankheitsbewältigung Eingang gefunden haben.

*(Marginalie: **Erfassung problem- vs. emotionsfokussierter Bewältigung**)*

Eine differenziertere Erfassung von Bewältigungsstrategien erlaubt der *Stressverarbeitungsfragebogen* (*SVF*; Janke, Erdmann & Kallus, 2002). Der SVF ist ein Fragebogeninventar, das sowohl zur Erfassung von Bewältigungsstilen als auch zur Erhebung des situativen Copings eingesetzt werden kann. Es liegen eine Langform (SVF-120), sowie eine reduzierte Form (SVF-78) vor; zur Erfassung situationsspezifischen Copings steht der SVF-S zur Verfügung. Im SVF-120 ist jeweils auf einer Likert-Skala anzugeben, wie typisch die genannten Reaktionen und Verhaltensweisen für die Person in belastenden Situationen sind. Die Reaktionen sind 20 verschiedenen Coping-Strategien zuzuordnen (vgl. Tabelle 4). Der SVF-78 umfasst 13 Subskalen, sieben Subskalen des SVF-120 wurden für die Kurzform entfernt. Zur Durchführung des SVF-S sind vom Untersucher eine oder mehrere belastende Situationen zu definieren. Die Auswertung des SVF ergibt ein individuelles Profil, das anhand der verfügbaren Normen diagnostisch genutzt werden kann. Grundsätzlich lassen sich Positiv- von Negativstrategien unterscheiden, welche stressreduzierend bzw. stresssteigernd wirken. Der SVF ist im deutschsprachigen Raum der wohl gebräuchlichste Fragebogen zur Erfassung eines breiten Spektrums von Bewältigungsstrategien.

*(Marginalie: **Differenzierte Erfassung von Bewältigungsstilen**)*

Tabelle 4: Subskalen des Stressverarbeitungsfragebogens SVF-120 und Beispielitems

Subskala	Beispielitem
	Wenn ich durch irgendetwas oder irgendjemanden beeinträchtigt, innerlich erregt oder aus dem Gleichgewicht gebracht worden bin, ...
1. Bagatellisierung	sage ich mir, alles ist halb so schlimm.
2. Herunterspielen*	werde ich schnell damit fertig.
3. Schuldabwehr*	sage ich mir, ich habe mir nichts vorzuwerfen.
4. Ablenkung*	versuche ich meine Gedanken auf etwas anderes zu konzentrieren.
5. Ersatzbefriedigung*	esse ich etwas Gutes.
6. Selbstbestätigung	denke ich bewusst an Gelegenheiten, bei denen ich besonders erfolgreich war.
7. Entspannung	versuche ich meine Muskeln zu entspannen.
8. Situationskontrolle*	überlege ich mein weiteres Verhalten ganz genau.
9. Reaktionskontrolle*	sage ich mir, lass dich gehen.
10. Positive Selbstinstruktion*	sage ich mir, dass ich das durchstehen werde.
11. Soziales Unterstützungsbedürfnis*	sehe ich zu, dass jemand anderes mich bei der Lösung unterstützt.
12. Vermeidung*	vermeide ich von nun an solche Situationen.
13. Flucht*	neige ich dazu, die Flucht zu ergreifen.
14. Soziale Abkapselung	gehe ich dem Kontakt mit anderen aus dem Weg.
15. Gedankliche Weiterbeschäftigung*	kann ich lange Zeit nichts anderes mehr denken.
16. Resignation*	fühle ich mich irgendwie hilflos.
17. Selbstbemitleidung	tue ich mir selber ein bisschen leid.
18. Selbstbeschuldigung*	frage ich mich, was ich schon wieder falsch gemacht habe.
19. Aggression	neige ich dazu, mit anderen Leuten aneinander zu geraten.
20. Pharmakaeinnahme	neige ich dazu, viel mehr zu rauchen oder mit dem Rauchen (wieder) anzufangen.

Anmerkung: * = Subskalen, die im SVF-78 enthalten sind.

Zur einfachen Differenzierung zwischen den beiden angst- und stressbezogenen Bewältigungsstilen „Vigilanz" und „Kognitiver Vermeidung" lässt
sich das *Angstbewältigungsinventar* (*ABI*; Krohne & Egloff, 1999) einset-
zen. Im Sinne eines Stimulus-Response-Inventars sind die Probanden aufgefordert, in acht hypothetischen Situationen (jeweils vier Szenarien, die
Bedrohung des Selbstwertes und der körperlichen Unversehrtheit beinhalten) die Häufigkeit vigilanten bzw. vermeidenden Verhaltens einzuschät-
zen.

3.2.5 Ressourcen

Eine der wichtigsten Ressourcen zur Stressbewältigung ist die wahrgenommene soziale Unterstützung (vgl. Kapitel 2.6.1). Mit dem *Fragebogen zur
Sozialen Unterstützung* (*F-SozU*; Fydrich, Sommer & Brähler, 2007) ist ein
Verfahren verfügbar, das die wahrgenommene oder antizipierte Unterstützung aus dem sozialen Umfeld erfasst. Es existieren eine Langform (54 Items)
mit den Subskalen „Emotionale Unterstützung", „Praktische Unterstützung", „Soziale Integration", und „Soziale Belastung". Darüber hinaus lassen sich die zusätzlichen Skalen „Reziprozität", „Verfügbarkeit einer Ver-
trauensperson" und „Zufriedenheit mit sozialer Unterstützung" erfassen.
Schließlich enthält der F-SozU einen ergänzenden offenen Fragebogen, der
zur Sammlung von Informationen zu belastenden Ereignissen und unter-
stützenden Personen dient. Zusätzlich existieren zwei Kurzformen (22 bzw.
14 Items), die vor allem zur zeitsparenden Erfassung der ersten drei Skalen
eingesetzt werden können und eine Schätzung der subjektiv wahrgenommenen Unterstützung erlauben.

Die stabilen Überzeugungen einer Person bzgl. ihrer Kompetenz zur Beeinflussung einer Situation beeinflussen das Bewältigungsverhalten (vgl. trans-
aktionales Modell). Der *Fragebogen zu Kompetenz- und Kontrollüberzeugungen* (*FKK*; Krampen, 1991) dient der Erfassung des generalisierten
Selbstkonzeptes eigener Fähigkeiten und der Internalität bzw. Externalität
in generalisierten Kontrollüberzeugungen. Mit 32 Items lässt sich mit dem
FKK z. B. die generalisierte Selbstwirksamkeit bzw. die generalisierte Externalität erfassen.

Mit der *Resilienzskala* (*RS*; deutsche Übersetzung: Schumacher, Leppert,
Gunzelmann, Strauß & Brähler, 2004) wird ein Konstrukt operationalisiert,
das mit „psychischer Widerstandsfähigkeit" einer Person als Persönlichkeitsmerkmal umschrieben werden kann. Die Originalfassung der RS umfasst 25 Items, die zwei Bereichen zugeordnet werden können: (1) Persönliche Kompetenz und (2) Akzeptanz des Selbst und des Lebens.

Schließlich weisen wir auf ein Verfahren hin, welches der Tatsache Rechnung trägt, dass Bewältigung von Belastungen in vielen Fällen in der Part-

nerschaft, also gewissermaßen dyadisch erfolgt. Mit dem *Dyadischen Coping Inventar* (*DCI*; Bodenmann, 2008) können verschiedene Formen des gemeinsamen Umgangs mit Stress erfasst werden: (1) Wechselseitige Unterstützung (supportives dyadisches Coping), (2) Gemeinsame Bewältigung (gemeinsames dyadisches Coping), und (3) Delegation von Stress in Zeiten der Überlastung (delegiertes dyadisches Coping). Mit 37 Items liefert der Fragebogen neben einem Gesamtwert, auf verschiedenen Subskalen die subjektive Stressäußerung des Probanden, die subjektive Anwendung der drei genannten Copingstile, sowie die Wahrnehmung der Copingstile beim jeweiligen Partner. Die Bearbeitungszeit beträgt etwa 10 bis 15 Minuten. Unter der Voraussetzung, dass die Angaben von beiden Partnern vorliegen, lassen sich Diskrepanzindizes zwischen den Partnern berechnen (z. B. Reziprozitätsindex, Kongruenzindex, Equityindex).

Erfassung der Bewältigung in Partnerschaften

3.2.6 Screening von Belastungsfolgen

Die *Irritationsskala zur Erfassung arbeitsbezogener Beanspruchungsfolgen* (*IS*; Mohr, Rigotti & Müller, 2007) erfasst Beeinträchtigungen, die als Folge erlebter Zieldiskrepanz in Form von Grübeln („kognitive Irritation") oder auch Gereiztheitsreaktionen („emotionale Irritation") in Erscheinung treten. Die IS entstand aus einem arbeitspsychologischen Forschungskontext und dient der ökonomischen Messung der psychischen Verfassung der Beschäftigten im Sinne der Frage nach gesundheitsgerechter Arbeits- und Organisationsgestaltung. Die Skala eignet sich also für die Erfassung von arbeitsbezogenen Beanspruchungsfolgen, im Kontext einer Tätigkeit, welche außer Haus erbracht wird, und sowohl bezahlte als auch ehrenamtliche Arbeit umfasst.

Erfassung von arbeitsbezogenen Beanspruchungsfolgen

Zur Erfassung depressiver Symptome bietet sich die *Allgemeine Depressionsskala* (*ADS*; Hautzinger & Bailer, 1993) an. Als Selbstbeurteilungsinstrument mit 20 Items erlaubt sie ein ökonomisches Screening für depressive Störungen.

Erfassung allgemeiner Depressivität

Das *Screening für Somatoforme Störungen* (*SOMS*; Rief & Hiller, 2008) erlaubt die Erhebung von somatoformen Symptomen über einen Zeitraum von 2 Jahren (SOMS-2) oder 7 Tagen (SOMS-7T). Die Werte werden durch Addition der angegeben somatischen Beschwerden zu einem Somatisierungsindex (nach ICD-10 oder DSM-IV) bzw. einem Beschwerdeindex verrechnet. Die Verlaufsmessung somatoformer Symptome kann mit Hilfe des beiliegenden Befindlichkeitstagebuchs erfolgen. Täglich erfragt werden Wohlbefinden, Stimmung, Ängstlichkeit, Krankheitsängste sowie Kontrollempfinden bzgl. Stimmung, welche dann zu einem Profil deskriptiv zusammengetragen werden. Hierdurch können Zusammenhänge zwischen den verschiedenen Ebenen direkt dem Patienten zurückgemeldet werden.

Screening für Somatoforme Störungen

Für den Bereich der belastungsassoziierten Erschöpfungssyndrome liegen z. B. die *Burnout-Screening-Skalen* (*BOSS*; Hagemann & Geuenich, 2009) und die *Fatigue Scale* – deutsche Version (*FS*; Martin, Staufenbiel, Gaab, Rief & Brahler, 2010) vor. Die BOSS umfasst zwei Teile: Einen Belastungsteil (BOSS-I – Zeitfenster: 3 Wochen) und einen Beschwerdenteil (BOSS-II – Zeitfenster: 7 Tage). Im ersten Teil werden Belastungen erhoben, die mit dem Beruf, der eigenen Person, der Familie oder Freunden assoziiert sind. Im zweiten Teil werden körperliche, kognitive und emotionale Beschwerden erhoben. Der BOSS-II erwies sich zudem als änderungssensitiv im Kontext einer psychotherapeutischen Behandlung und eignet sich durch den kurzen Referenzzeitraum von 7 Tagen zur Erfassung belastungsassoziierter Beschwerden. Die *Fatigue Scale* – deutsche Version (*FS*; Martin et al., 2010) erfasst mit 11 Items den Schweregrad einzelner Symptome im letzten Monat. Neben einem Gesamtwert und einem Summenwert der Symptome, lassen sich zwei Subskalen differenzieren: Körperliche Erschöpfung und mentale Erschöpfung.

Zur Abschätzung der allgemeinen Belastung durch körperliche und psychische Symptome kann die *Symptom-Checkliste* (*SCL-90-Standard*; Franke, 2013) herangezogen werden. Im Gegensatz zu den bereits erwähnten Verfahren, deckt die SCL-90 mit 90 Items einen breiten Bereich psychopathologischer Symptome auf 9 Subskalen ab. Drei globale Kennwerte geben außerdem Auskunft über die Gesamtbelastung und das Antwortverhalten. Die SCL-90 eignet sich im Rahmen der Stressdiagnostik v. a. zur Erfassung eines breiten Bereichs körperlicher und psychischer Symptome, die Indikatoren für eine vorliegende Erkrankung sein können.

In Tabelle 5 findet sich eine Übersicht der wichtigsten oben vorgestellten evaluierten Fragebogen, welche im Rahmen einer psychometrischen Stressdiagnostik eingesetzt werden können. Sämtliche Verfahren verfügen über zumindest ausreichende Testgütekriterien und eignen sich damit für eine quantitative Erfassung wichtiger Aspekte des individuellen Stresserlebens.

Tabelle 5: Auswahl von Fragebogen im Rahmen einer psychometrischen Stressdiagnostik

Stresserleben	In den letzten 3 Tagen	Erholungs-Belastungsfragebogen (*EBL;* Kallus,1995)
	In den letzten 4 Wochen	Perceived Stress Questionnaire (*PSQ;* Fliege et al., 2001)
	In den letzten 3 Monaten	Trierer Inventar zum Chronischen Stress (*TICS;* Schulz, Schlotz & Becker, 2004)
Stressbewältigung	Allgemein	Stressverarbeitungsfragebogen (*SVF;* Janke, Erdmann & Kallus 2002)

Ressourcen	Soziale Unterstützung	Fragebogen zur sozialen Unterstützung (*F-SozU;* Fydrich, Sommer, Brähler, 2007)
	Kontrollüberzeugungen	Fragebogen zu Kompetenz- und Kontrollüberzeugungen (*FKK;* Krampen, 1991)
	Resilienz	Resilienzskala (*RS;* Wagnild & Young, 1993, deutsch Schumacher et al., 2004)
	Dyadisches Coping	Dyadisches Coping Inventar (*DCI;* Bodenmann, 2008)
Screening Belastungsfolgen	Ärger	Irritationsskala zur Erfassung arbeitsbezogener Beanspruchungsfolgen (*IS;* Mohr et al., 2007)
	Depression	Allgemeine Depressionsskala (*ADS;* Hautzinger & Bailer, 1993)
	Somatoforme Störungen	Screening für Somatoforme Störungen (*SOMS;* Rief & Hiller, 2008)
	Burnout	Burnout-Screening-Skalen (*BOSS;* Hagemann & Geuenich, 2009)
	Chronische Erschöpfung	Fatigue Scale (*FS;* Martin, Staufenbiel, Gaab, Rief & Brahler, 2010)
	Psychopathologische Symptome	Symptom-Checklist-90 (*SCL-90;* Franke et al., 2013)

3.3 Psychobiologische Stressdiagnostik

Im Rahmen der stressbezogenen Diagnostik ist die Berücksichtigung psychobiologischer Messungen für eine umfassende Differenzialdiagnostik von besonderem Interesse. Im klinischen Kontext bietet sich die Erfassung zweier stressreaktiver physiologischer Systeme an: Cortisol als Indikator für die Aktivität der *Hypothalamus-Hypophysen-Nebennierenrinden-Achse* (HHNA) und die Herzrate als Indikator der Aktivierung des autonomen Nervensystems.

Ein in den letzten Jahrzehnten intensiv beforschter psychobiologischer Ansatz ist die Erfassung von stressbezogenen Veränderungen der Cortisolkonzentration im Speichel als Indikator für die Aktivität der HHNA. Neben der Erfassung natürlicher circadianer Verläufe des Cortisols (Tagesprofil),

Speichelcortisol

Cortisol-Tagesprofil

47

spielt die Erfassung der endogen oder exogen stimulierten Freisetzung eine bedeutende Rolle. Ein weltweit bei Gesunden und Patienten mit unterschiedlichen Erkrankungen eingesetztes Standardverfahren zur Messung der Stressreagibilität auf psychosozialen Stress ist der „Trier Social Stress Test" (*TSST*; Kirschbaum, Pirke & Hellhammer, 1993). Neben einer Version für Kinder (*TSST-C*; Buske-Kirschbaum et al., 1997) liegt inzwischen auch eine evaluierte Gruppenversion vor (*TSST-G*; von Dawans et al., 2011). Der TSST ist ein bedeutsamer Stimulus für eine charakteristische endokrine Stressantwort der HHNA, und führt bei ca. 80 % der gesunden Bevölkerung zu einer 2- bis 3-fach erhöhten Cortisol-Stressreaktion im Speichel sowie zu einer signifikanten Erhöhung der Herzrate (Kudielka, Hellhammer & Wust, 2009). Bezüglich der externen Validität existiert eine Vielzahl von Studien, die einen Zusammenhang zwischen dem Ausmaß subjektiven Stresses und der TSST-Cortisol-Reaktion berichten (Dickerson & Kemeny, 2004; Kudielka et al., 2009). Die Dauer der Belastung scheint eine bedeutsame Rolle zu spielen: mit zunehmender Dauer und erhöhter Erschöpfung (z. B. bei chronischem Erschöpfungssyndrom) vermindert sich auch die Reagibilität der HHNA auf akute Stressoren (Übersicht bei Kudielka & Wust, 2010). Wenngleich Normtabellen für akute Stressreaktionen bei unterschiedlichen Bevölkerungs- oder Patientenpopulationen noch nicht vorliegen, ermöglicht die standardisierte Durchführung eines TSST eine zusätzliche psychobiologische Diagnostik der Stressreagibilität über eine messwiederholte Erfassung und Visualisierung psychometrischer (z. B. visuelle Analogskala) und physiologischer (Cortisolanalysen über Speichelproben, Herzratenaufzeichnung) Parameter (vgl. Belastungstypen im Allostatic Load-Modell, vgl. Abbildung 4).

„Trier Social Stress Test"

4 Behandlung und therapeutische Unterstützung

Fallbeispiel: Herr K., Patient der Ambulanz für stressbedingte Erkrankungen der Albert-Ludwigs-Universität Freiburg

Herr K., 48 Jahre, fühlt sich seit einiger Zeit gereizt und innerlich aufgewühlt. Er kenne bislang keine psychischen Probleme und sei erstaunt, was mit ihm los sei. Bislang sei er stets ein optimistischer, aktiver und geselliger Mensch gewesen. Über stressige Zeiten hätten ihm sein regelmäßiges Sportprogramm und seine fürsorgliche Ehefrau immer hinweg geholfen. Aber momentan fühle er sich seiner Gelassenheit und Unbeschwertheit beraubt. Erstmals aufgetreten seien seine Beschwerden kurz nach der Übernahme seines Arbeitgebers durch einen internationalen Konzern vor zwei

48

Jahren. Er arbeite dort seit 15 Jahren als Bereichsleiter im Marketing. Durch die Übernahme habe sich alles verändert: das Unternehmensklima sei belastet, alles werde durchleuchtet und kontrolliert. Er wisse nicht, ob er seine Stelle langfristig behalten könne. Die Intensität seiner Beschwerden schwanke, ganz gut sei es jedoch nie mehr geworden. Momentan schlafe er schlecht, fühle sich impulsiver als früher, leide unter Unsicherheit und Selbstzweifeln. Durch seinen innerlichen Rückzug sowie vermehrtes Schweigen seinerseits habe sich auch die Kommunikation mit seiner Frau verschlechtert und es treten immer häufiger Konflikte auf. Somatische Beschwerden lägen keine vor. Die stressassoziierte Symptomatik konnte in 4 Stunden durch Psychoedukation, präventive Unterstützung, kognitive Umstrukturierung und (Wieder-)Aufbau gezielter Erholungsaktivtäten ohne Psychotherapie als Beratung bearbeitet werden.

Fallbeispiel: Herr B., Patient der Ambulanz für stressbedingte Erkrankungen der Albert-Ludwigs-Universität Freiburg

Herr B., 56 Jahre, hat eine Ausbildung zum Maschinenbaumeister abgeschlossen und einige Jahre in diesem Beruf gearbeitet. Wegen eines Rückenleidens könne er nicht mehr schwer heben und habe eine Umschulung zum EDV-Techniker absolviert. Seit 10 Jahren arbeite er nun in der EDV-Abteilung eines mittelständischen Unternehmens. Er bilde sich regelmäßig weiter und garantiere mit seinem aktuellen Ausbildungsstand, für den er in der Freizeit viel Zeit und Geld opfere, einen hohen Servicegrad. Inhaltlich gefalle ihm seine Arbeit sehr gut, es störe ihn jedoch, dass sein Vorgesetzter keine Ahnung habe, was er alles leiste und sein Kollege am Schreibtisch gegenüber sich vor der Arbeit drücke wo immer dies möglich sei. Er fühle sich jedoch nicht in der Lage, dies anzusprechen. Seit fünf Jahren leide er an einem nervösen Magen, was teilweise so heftig sei, dass er nachts spontan erbrechen müsse und wegen Durchfalls jährlich mehrere Wochen arbeitsunfähig sei. Körperlich sei keine Ursache gefunden worden. Sein Hausarzt habe ihm geraten, dies psychologisch abklären zu lassen. Er könne sich jedoch nicht vorstellen, dass es etwas mit Stress zu tun habe. In einer psychotherapeutischen Behandlung wurden die Selbstbeobachtung von Stresssignalen, das Wahrnehmen körperlicher Unruhe und Aktiviertheit in sozialen Anforderungssituationen, der aktive Umgang mit beruflichen Belastungen sowie die kognitive Umstrukturierung seiner Arbeitsideale und seines Anspruchsniveaus gezielt berücksichtigt und in die Behandlung der somatoformen autonomen Funktionsstörung integriert.

4.1 Behandlungsanlässe

Der Begriff „Behandlung" ist in Bezug auf Stress weit zu fassen. In diesem Kapitel werden darunter psychologische Maßnahmen zur Prävention und Behandlung verstanden, die dazu dienen, Stresserleben und stressassoziierte Symptome zu reduzieren. Eine „Behandlung" von Stress umfasst somit die Förderung von Verhaltens- und Erlebensweisen, die den Umgang mit alltäglichen Belastungen verbessern und die langfristige Belastbarkeit erhöhen. Eine strikte Trennung in Prävention und Behandlung ist nicht möglich. Die meisten Menschen bewältigen Lebensphasen mit hohen Anforderungen und Belastung, ohne dass professionelle Unterstützung erforderlich ist. Meist gelingt es, Belastungen durch Ressourcen und Erholung ausreichend auszugleichen. Die Anlässe für eine stressbezogene Behandlung sind vielfältig und können in der Regel zwei Kategorien zugeordnet werden:

Trennung in Prävention und Behandlung ist nicht möglich

Direkte und indirekte stress-assoziierte Symptomatik

1. *Direkte* stressassoziierte Symptomatik: Die Patienten haben sich über einen längeren Zeitraum ohne ausreichende Erholung verausgabt. Sie sind nicht in der Lage, die Anforderungen adäquat zu bewältigen, was zu einer Fehlregulation psychobiologischer Funktionssysteme führt (vgl. Kapitel 2). Hierdurch sinkt das Leistungsvermögen und nachfolgend werden auch alltägliche Belastungen zur Überforderung. Die Beschwerden umfassen sowohl psychische als auch somatische Symptome: u. a. chronische Erschöpfung, Unfähigkeit sich zu erholen, Gereiztheit, reduzierter Antrieb, innere Unruhe, Ratlosigkeit, dysfunktionales Denken, Sorgen, Grübeln, Selbstwertprobleme, Schlafstörungen oder gastrointestinale Beschwerden.

2. *Indirekte* stressassoziierte Symptomatik: Kurzfristig hilfreiche, aber langfristig dysfunktionale Bewältigungsversuche (u. a. Vermeidung jeglicher Belastung, Selbstmedikation, passive Ablenkung beispielsweise durch übersteigerten Medienkonsum) führen bei fortbestehender Belastung zu weiteren Symptomen. Daraus resultieren indirekt stressbedingte gesundheitsbeeinträchtigende Probleme, wie u. a. Partnerschaftskonflikte, Missbrauch psychotroper Substanzen bzw. Abhängigkeitserkrankungen, zunehmende soziale Probleme (Rückzug oder Konflikte) sowie berufliche Probleme.

4.2 Indikation zur Behandlung

Wie in Kapitel 1 dargelegt, ist Stress keine Erkrankung, sondern kann über die beschriebenen Mechanismen zu Erkrankungen beitragen, indem er diese verursacht, auslöst oder als aufrechterhaltender Faktor wirksam ist. Eine Behandlung ist indiziert, wenn die Anpassung an externe oder interne Anforderungen misslingt. Dies ist dann wahrscheinlicher, wenn Phasen hoher Belastung unkontrollierbar lange andauern, sich die Belastungen auf mehrere Lebensbereiche ausweiten oder stabilisierende Ressourcen wegbrechen.

50

In Anlehnung an die Systematisierung von Indikationsentscheidungen nach Schulte (1996) ist für eine psychotherapeutische Behandlung bei Stress die Indikation vor allem auf der Symptomebene zu finden („indicatio symptomatica") oder sie lässt sich anhand aufrechterhaltender Faktoren erschließen („indicatio causalis"). Zudem kann eine Indikation zur Behandlung auf die Zielsetzung des Klienten bezogen sein („indicatio finalis"), was im Rahmen der Prävention stressassoziierter Symptome eine wichtige Rolle spielt. Eine spezifische Indikation kann aus den vorgestellten diagnostischen Instrumenten (vgl. Kapitel 3) abgeleitet werden.

Indikationsentscheidungen bei stressassoziierter Symptomatik

Der Aufbau von Kompetenzen der Stressbewältigung im Sinne einer stressbezogenen Behandlung kann auch indiziert sein, wenn eine Erkrankung nicht als stressassoziiert oder stressbedingt anzusehen ist.

Sollte beispielsweise ein dauerhaft erhöhtes Stressniveau im Rahmen schwerwiegender, vor der Belastung bereits bestehender, psychischer oder somatischer Erkrankungen auftreten, kann ein Stressbewältigungstraining die störungsspezifischen Interventionen wirksam ergänzen. Dieses Vorgehen kann das allgemeine Erregungsniveau senken und auch eine wichtige Rolle für die Rückfallprophylaxe spielen. Im Hinblick auf körperliche Erkrankungen, die im Zusammenhang mit Stress auftreten oder durch Stressfaktoren beeinflusst werden, ist eine gezielte somatische Abklärung und Mitbehandlung erforderlich (vgl. Kapitel 1.4.6). Auch bei somatischen Erkrankungen zeigt der Aufbau von spezifischen Kompetenzen des Stressmanagements positive Effekte.

Stressbewältigung bei vorbestehender Erkrankung

4.3　Therapiebeziehung

„Das Ziel der Behandlung von Stress besteht nicht darin, den Stress zu entfernen, sondern zu ermutigen, Stresssituationen als lösbare Probleme statt als persönliche Bedrohungen zu bewerten" (Meichenbaum, 2012, S. 49). Mit dem Fokus darauf, den Patienten zu „ermutigen", wird gleichsam die therapeutische Haltung für eine gelingende Therapiebeziehung aufgezeigt. Das Spannungsfeld zwischen kurzfristiger Symptomlinderung und langfristiger Verhaltensänderung erfordert einen zugewandten, verständnisvollen und empathischen Therapeuten, der gleichzeitig klare Vorgaben zu anstehenden Übungen, Verhaltensexperimenten und dem klinisch erforderlichen Prozedere macht. Zur Reduktion stressassoziierter Symptome ist neben einer unbedingten positiven Wertschätzung darauf zu achten, dass die Auseinandersetzung mit individuellen Bewertungsmustern gefördert wird, ohne das Problemverhalten durch übermäßiges „Bemitleiden" und Fokussieren auf zu ausführliche Problemschilderungen zu verstärken.

Ziel der Behandlung: Ermutigung

Selbstakzeptanz und Verantwortlichkeit für eigene Verhaltensweisen stärken

4.4 Therapiemethoden

4.4.1 Behandlungssettings

Die Prävention und Behandlung stressassoziierter Symptome kann in unterschiedlichen Settings realisiert werden. Im Hinblick auf die anwesenden Personen wird unterschieden zwischen der therapeutische Arbeit mit einzelnen Personen, mit Paaren oder mit Gruppen. Während für die Arbeit mit Einzelpersonen keine spezifischen und evaluierten Behandlungsmanuale vorliegen, ist für die Arbeit mit Paaren und Gruppen eine Reihe von elaborierten Programmen verfügbar. Die Durchführung kann sowohl ambulant als auch stationär erfolgen.

4.4.2 Manualisierte Gruppentrainings zur Stressbewältigung

Im deutschsprachigen Raum sind eine Reihe wissenschaftlich evaluierter Stressbewältigungstrainings verfügbar, die alle für Gruppensettings entwickelt wurden und die vereinzelt auch in Kleingruppen oder im Einzelsetting durchgeführt werden können (vgl. Tabelle 6).

Manuale für Gruppen- und Einzelsetting Die Angebote variieren in der empfohlenen Gruppengröße, dem Zeitaufwand und den inhaltlichen Schwerpunkten. Auch wenn die Studienlage insgesamt für die Wirksamkeit der Trainings spricht, ist eine breitere empirische Evidenzprüfung zur Klärung der Effekte nach wie vor erforderlich.

Tabelle 6: Manualisierte Trainingsprogramme zur Stressbewältigung bei Gruppen und Einzelpersonen

Titel (Autoren)	Schwerpunkte/Inhalte	Durchführung	Dauer/Umfang
Das integrierte Stressbewältigungsprogramm (Drexler, 2012)	– Integration kognitiver, körperlicher und behavioraler Aspekte sowie erlebnisorientierter und emotionsfördernder Elemente – Fokus auf Prozess- und Beziehungsgestaltung – Themenschwerpunkte: Einführungsphase, Körperaspekt, Veränderung kognitiver Prozesse, emotionaler Aspekt, Leistungs- und Beziehungsleben und Ernte/Abschied	Gruppe	– 8 bis 12 Sitzungen à 90 Minuten, wöchentlich – 6 Module, flexibel in Reihenfolge und Ergänzungen

52

Tabelle 6: Fortsetzung

Titel (Autoren)	Schwerpunkte/Inhalte	Durchführung	Dauer/Umfang
Stress-impfungs-training (Meichenbaum, 2012)	– Halbstrukturiertes und flexibles kognitives Trainingsprogramm zur Erweiterung der Bewältigungsstrategien – Phasen: Informationsphase, Lern- und Übungsphase, Anwendungs- und Posttrainingsphase – Themen: über Stresskonzept informieren, Bewältigungsstrategien lernen und einüben, Vorstellungs- und Verhaltensübungen	Einzeln oder Gruppe	– 12 bis 15 Sitzungen, ggf. Zusatzsitzungen und Nachuntersuchungen in einem Zeitraum von 6 bis 12 Monaten
Rational-Emotive Therapie (Schelp et al., 1997)	– Fokus auf irrationalen Bewertungen. Voraussetzungen sind ausreichende soziale und kognitive Kompetenzen, um im Alltag selbstständig weiterzuarbeiten – Modularer Aufbau (Basismodul, Emotions-/Verhaltens-/kognitives Modul, Symptomstress, weitere Basis-, Zusatz- und Vertiefungsmodule)	Gruppe	– Dauer von Zielgruppe abhängig – 6 Module, flexibel in der Zusammenstellung
Stress-bewältigung – Trainingsmanual zur psychologischen Gesundheitsförderung (Kaluza, 2011)	– Fokus: Förderung körperlicher und seelischer Gesundheit. Erweiterung der Bewältigungsstrategien (instrumentelle, mentale und palliativ-regenerative Strategien) – Phasen: Einstieg, Trainingsmodule, Abschluss – Themen: Wissensvermittlung, Entspannungstraining, Entwicklung förderlicher Bewertungsmuster/Mentaltraining, Problemlösetraining, Genusstraining/Belastungsausgleich im Alltag verankern, Entwicklung eines persönlichen Gesundheitsprojektes, Ergänzungsmodule (Sport, soziale Netzwerke, Zukunftsorientierung, Zeitmanagement, Strategie für Akutfälle)	Gruppe	– 12 Sitzungen à 120 Minuten, wöchentlich – auch andere Varianten möglich, zielgruppenabhängig – 6 Module, flexibel in Schwerpunktsetzung und Ergänzungen
Gelassen bei der Arbeit (Wiegard, Tauscher, Inhester, Puls & Wienold, 2000)	– Fokus auf Belastungen und dysfunktionale Bewältigung (Sucht) in der Arbeitswelt; Erhöhung individueller Bewältigungsfähigkeiten/Kompetenzen Phasen: Einstiegs- und Abschlusssitzung, 10 themenbezogene Sitzungen mit Entspannungsverfahren – Themen: Wissensvermittlung, Ermittlung von Belastungen, Unterteilung von Bewältigungsstrategien in günstig/ungünstig, Veränderungsstrategien zum Suchtverhalten, Emotion Ärger, ungünstige Bewertungsmuster, Wirkungserwartungen von Suchtmitteln, Bilanz/Rückmeldung	Gruppe	– 12 Sitzungen à 90 Minuten – 12 Themen in nicht flexibler Abfolge

Tabelle 6: Fortsetzung

Titel (Autoren)	Schwerpunkte/Inhalte	Durch-führung	Dauer/Umfang
Optimistisch den Stress meistern (Reschke & Schröder, 2010)	– Fokus auf Symptomlinderung, Kompetenzbildung und Emanzipationsförderung. Integration von Anforderungsbewältigung, persönlichem Sinnesverständnis, Identitäts-/Lebensplanrevision, Neustrukturierung der Zukunftserwartung – Themen: individuelle Stressanalyse, Verbesserung der Gefühls- und Handlungsregulation (Wissensvermittlung und günstige Bewältigungsstrategien), Persönlichkeits- und Selbstwertstabilisierung (zukunftsbezogene Projektierungskompetenz), Stärkung sozialer Ressourcen, Entspannungstechniken (Benson-Relaxations-Response-Technik)	Einzeln oder Gruppe	– 10 Sitzungen à 90 bis 120 Minuten – auch andere Varianten möglich, zielgruppenabhängig – Stressbewältigungskurs, Stress-Check-up oder persönliche Beratung
Der erfolgreiche Umgang mit alltäglichen Belastungen (Müller & Kröger, 2013)	– Förderung von Bewältigungsstrategien – Themen: Psychoedukation, Entspannung, Stressanalyse, kurzfristige Bewältigung (kontrollierte Zuwendung, positive Selbstinstruktion, emotionale Entlastung), langfristige Bewältigung (Einstellungsänderung, systematisches Problemlösen, Ressourcenaktivierung, Zeitmanagement) – Kursstunden folgen festem Ablaufschema: Einführung (10 Min.), Kursleiterimpuls (20 Min.), Übungsblock (40 Min.), Entspannung (10 Min.), Abschluss (10 Min.) – Alltagstransfer über Hausaufgaben	Gruppe	– 10 Sitzungen à 90 Minuten, wöchentlich – drei Kursabschnitte (Grundlagen, kurz- und langfristige Bewältigung) in nicht flexibler Abfolge
Verhaltenstraining zur Stressbewältigung (Wagner-Link, 2010)	– Ziele: Erkennen individueller Stressoren, Stressenergie positiv nutzen, Erlernen kurzfristiger Erleichterungsstrategien und langfristiger Bewältigungspraktiken – Themen: Erwartungscheck, Entspannungstraining, Wissensvermittlung (S-O-R-K Modell), eigene Handlungsschemata bearbeiten, Konsequenzen eigener Strategien, Stressoren sammeln – ein Ergänzungsmodul zu gesundheitspsychologischen Ansätzen	Einzeln oder Gruppe	– Dauer von Zielgruppe abhängig, je eine Woche Training und 4 Wochen Pause – Gruppen-/Einzeltherapie oder Stresstrainings – 6 Module, flexibel in Kombinationsmöglichkeit und Ergänzung

Manual für stationäres Setting

Für die *stationäre Behandlung* wurde von Koch, Hedlund, Rosenthal und Hillert (2006) ein deutschsprachiges verhaltenstherapeutisch orientiertes Gruppenprogramm zur Stressbewältigung am Arbeitsplatz evaluiert und publiziert.

54

4.4.3 Manualisierte Paartrainings zur Stressbewältigung

Ein weiteres Setting für die Verbesserung der Stressbewältigung ist das Manuale für Paare *Paarsetting* (vgl. Tabelle 7). Dieser Fokus erscheint relevant, da eine Übertragung alltäglicher Belastungen (u. a. aus dem Arbeitsleben) in die Paarbeziehung besteht und die erhöhte Belastung die Wahrscheinlichkeit für negative Kommunikationsverläufe und Streiteskalationen erhöht. Bei den empirisch überprüften Trainings für Paare zeigen sich unterschiedliche Schwerpunkte. Während das Training „Ein Partnerschaftliches Lernprogramm (EPL)" von Thurmaier (1997) und das Training „Konstruktive Ehe und Kommunikation" nach Engl und Thurmaier (2000) vor allem die Kommunikationskompetenz von Paaren verbessert und hierdurch Stress reduziert, wird im Training „Paarlife" von Bodenmann (2000) direkt an der Stress-Bewältigungskompetenz der Paare gearbeitet.

Tabelle 7: Manualisierte Trainingsprogramme zur Stressbewältigung für Paare

Titel (Autoren)	Schwerpunkte/Inhalte	Durchführung	Dauer/Umfang
Ein Partnerschaftliches Lernprogramm (EPL) (Thurmaier, 1997)	– Zielgruppe: kurz bestehende Partnerschaften – Vermitteln und Einüben grundlegender Kommunikations- und Problemlösefertigkeiten, Training von Sprecher- und Zuhörerfertigkeiten, Vermittlung geeigneter Problemlösestrategien, Anwendung der erlernten Fertigkeiten	Gruppe: 4 Paare	– 6 Sitzungen (120 Minuten, wöchentlich) oder: Wochenende (14 Std.)
Freiburger Stresspräventions-Training (FSPT) (Bodenmann, 2000)	– Zielgruppe: Paare jeden Alters – Einführung in das Thema Stress, individuelle Belastungsbewältigung, dyadische Belastungsbewältigung, Paarkommunikation, Gerechtigkeit und Fairness, Problemlösen	Gruppe: 4 bis 8 Paare	– 2 Tage (15 Std.)
Konstruktive Ehe und Kommunikation (KEK) (Engl & Thurmaier, 2000)	– Zielgruppe: Paare in mehrjähriger Beziehung – vertiefte Auseinandersetzung mit Gesprächs- und Problemlösefertigkeiten	Gruppe: 4 Paare	– 2 Wochenenden (21 Std.)

4.4.4 Weitere manualisierte Trainings zur Stressbewältigung

Im Bereich der palliativ-regenerativen Stressbewältigung, bei denen ebenfalls eine positive Wirkung auf Stresserleben und Anspannung gezeigt werden konnte (Carlson & Hoyle, 1993; Richardson & Rothstein, 2008), verweisen wir auf deutschsprachige Manuale zur *progressiven Muskelentspannung* (Hofmann, 2012) oder zum *Autogenen Training* (Krampen, 2012).

Mindfulness-based stress reduction (MBSR) nach Kabat-Zinn (1990) wurde in vielfältiger Form im deutschsprachigen Raum verbreitet, ohne dass explizit auf evaluierte deutschsprachige Manuale verwiesen werden kann. *MBSR* zeigt in vielen Studien positive Effekte auf Stresserleben und Ängstlichkeit sowohl bei alltäglichem Stress als auch bei chronischer Erkrankung (Berking & von Känel, 2007). In Bezug auf die Wirksamkeit konnte zudem gezeigt werden, dass ein Mindfulness-Training Patienten mit milden bis mittelmäßig schweren psychischen Stresssymptomen helfen kann, wieder in den Normbereich zu kommen (u. a. Baer, 2003; Grossman, Niemann, Schmidt & Walach, 2004).

Für Trainings zur Stressbewältigung bei Kindern und Jugendlichen wird auf die verfügbaren deutschsprachigen und evaluierten Programme verwiesen. Hierzu zählen vor allem die Programme von Beyer und Lohaus (2006) zur Stressbewältigung im Jugendalter und von Klein-Heßling und Lohaus (2012) zur Stressprävention für Kinder im Grundschulalter.

4.5 Behandlungsschwerpunkte und Therapieziele

4.5.1 Kurzfristige und langfristige Strategien der Stressbewältigung

Strategien der Stressbewältigung können nach der Wirkungsdauer unterschieden werden – kurzfristig wirksame Strategien zur Entlastung bei akutem Stress und langfristig wirksame Strategien zur Reduktion eines chronisch erhöhten Stressniveaus. Zur Visualisierung für den Patienten eignet sich didaktisch die Darstellung der psychophysiologischen Aktiviertheit als

Welle (vgl. Abbildung 9). Strategien der kurzfristigen Stressbewältigung (vgl. Abbildung 9, weiße Pfeile) zielen darauf ab, die *Wirkungsdauer des Stressors zu reduzieren, Erregungsspitzen zu kappen, weitere Eskalationen zu vermeiden* und *umgehende Erholung sicherzustellen* (vgl. Kapitel 4.6.3). Diese Strategien sind umso effektiver, je frühzeitiger eine Gegenregulation auf Basis der Selbstbeobachtung ansetzt (vgl. Kapitel 4.6.2). Diese Inter-

ventionen, die zur langfristigen Reduktion des Stresses eingesetzt werden (vgl. Abbildung 9, graue Pfeile), kommen zwischen Episoden mit akutem Stress zum Tragen. Es geht darum, die *Intensität des Stressors zu reduzieren, die allgemeine Belastbarkeit zu erhöhen* und die *Erholungsfähigkeit zu verbessern.* Hierzu werden im Folgenden Vorgehensweisen vorgestellt, um situative Belastungen zu reduzieren (vgl. Kapitel 4.6.5), stressförderliche Kognitionen zu verändern (vgl. Kapitel 4.6.6) und Erholungskompetenzen zu verbessern (vgl. Kapitel 4.6.4 und Kapitel 4.6.7).

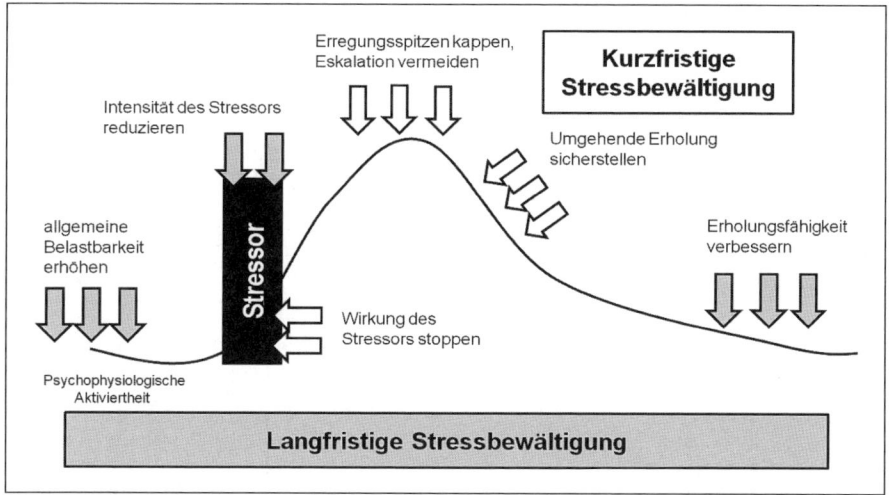

Abbildung 9: Kurzfristig und langfristig wirksame Strategien der Stressbewältigung. Kurzfristig wirksame Strategien (weiße Pfeile) dienen dazu, die Wirkung eines akuten Stressors zu stoppen, physiologische Erregungsspitzen zu kappen, weitere Eskalation zu vermeiden und umgehende Erholung sicherzustellen; langfristig wirksame Strategien (graue Pfeile) verbessern und stabilisieren die allgemeine Belastbarkeit.

4.5.2 Inhaltliche Behandlungsschwerpunkte

Neben einer Einteilung nach zeitlichen Verlaufsaspekten können therapeutische Maßnahmen auch anhand eines prozessorientierten Stressverständnisses strukturiert werden. Negative Stressfolgen ergeben sich dabei als Resultat aus dem Zusammenwirken von (alltäglichen) situativen Anforderungen und individuellen Bewältigungs- und Umgangsformen (vgl. Definition von Stress und Stressbewältigung, Kapitel 1.1). Aus diesem Verständnis ergeben sich unterschiedliche inhaltliche Behandlungsschwerpunkte, die in Abbildung 10 dargestellt sind (vgl. auch die Karte „Therapeutische Ansatzpunkte für die Behandlung einer stressassoziierten Symptomatik" am Ende des Buches).

Prozessorientiertes Stressverständnis

Abbildung 10 zeigt ein Modell, das einen heuristischen Überblick über therapeutische Ansatzpunkte gegen stressassoziierte Symptome gibt. Es kann auch zur Psychoedukation eingesetzt werden, um gemeinsam mit dem Patienten makroanalytische Zusammenhänge der Symptomatik zu ordnen. Dabei wird zwischen der belastenden Situation (situativ verfügbare Stressoren und Ressourcen), dem Umgang mit Belastungen (Bewertungen und Bewältigungsaktivitäten) und den Stressfolgen unterschieden.

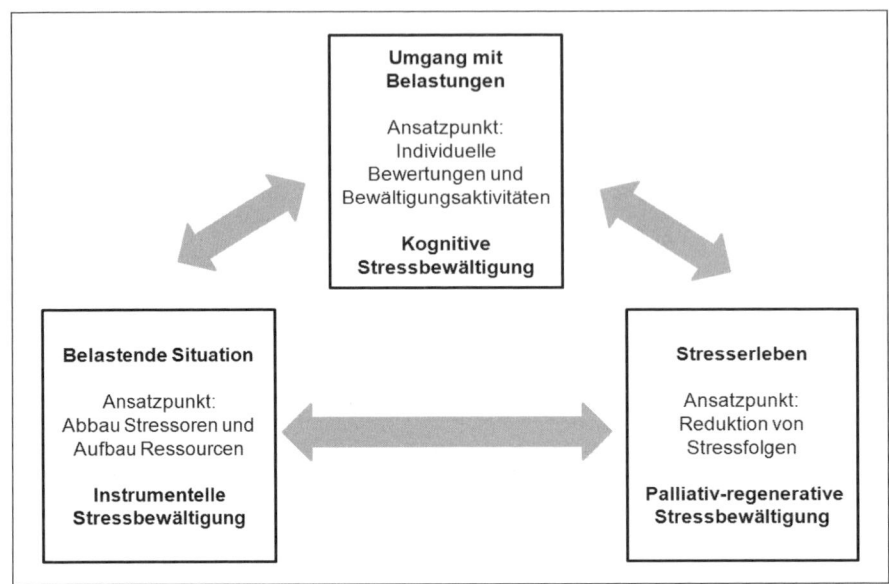

Abbildung 10: Therapeutische Ansatzpunkte der Stressbewältigung.

Je nach Schwerpunkt der Problematik können Interventionen gezielt ausgewählt werden.

Der zentrale Ansatzpunkt zur langfristigen Veränderung ist dabei das kognitive Stressmanagement. Durch eine Veränderung individueller Bewertungen und Bewältigungsaktivitäten ist der größte Einfluss auf das Stresserleben möglich. Zudem können jedoch hohe situative Belastungen (u. a. überlange Arbeitszeiten, Pflege von Angehörigen, Emotionsarbeit, finanzielle Notlagen) einen direkten Einfluss auf das Stresserleben ausüben, wenn die Belastungen über zu lange Zeit nicht durch entsprechende Erholung ausgeglichen werden.

Das Modell darf nicht als Kausalmodell verstanden werden, da ein hohes Stresserleben auch wieder zurückwirken kann: Bei hohem Stressniveau werden weniger funktionale Bewältigungsaktivitäten eingesetzt als bei geringem Stressniveau.

Methoden der *palliativ-regenerativen Stressbewältigung* setzen bei der Verbesserung von Erholung und Entspannung an. Belastende situative Faktoren werden dabei nicht berücksichtigt. Die Aktivität des Patienten konzentriert sich darauf, über körperorientierte Techniken zur Ruhe zu kommen und negativen Stressfolgen durch gezielte Distanzierung, Erholung und Entspannung zu begegnen. Bewährte und evidenzbasierte Methoden sind u. a. Progressive Muskelrelaxation nach Jacobsen, Atemkontrolltechniken, Yoga oder Autogenes Training.

58

Bei der *kognitiven Stressbewältigung* stehen die Wahrnehmung und Bewertung situativer Anforderungen und personaler Bewältigungsmöglichkeiten im Vordergrund. Ziel ist ein aktiver, selbstfürsorglicher und funktionaler Umgang mit alltäglichen Gegebenheiten. Es wird dabei zwischen stressförderlichen und stressreduzierenden Kognitionen unterschieden. Die objektiven situativen Gegebenheiten gelten als neutrale Anforderungen, die erst durch individuelle Bewertungen sowie Bewältigungsressourcen und Bewältigungsoptionen zu Stressoren und damit auch zur belastenden Situation werden. Zu den geeigneten Interventionen zählen v. a. Psychoedukation, Selbstbeobachtung, kognitive Umstrukturierung, Aufbau positiver Selbstinstruktionen oder Verhaltensexperimente (vgl. u. a. Wagner-Link, 2010).

Stressbewältigung durch verbesserten Umgang mit alltäglichen Anforderungen

Methoden der *instrumentellen Stressbewältigung* beinhalten den Aufbau von Fertigkeiten im Umgang mit situativen Anforderungen. Durch gezieltes Fertigkeitstraining (u. a. Problemlösetraining, soziales Kompetenztraining, Zeitmanagement, Arbeitstechniken) sinkt die Wahrscheinlichkeit, dass eine Anforderung zur Belastung wird.

Stressbewältigung durch Entschärfung situativer Belastungsfaktoren

4.5.3 Therapieziele bei Stress

Therapieziele werden gemeinsam mit dem Patienten vereinbart. Sie strukturieren und fokussieren das therapeutische Arbeiten und bilden die Grundlage für eine Allianz zwischen Therapeut und Patient. Ein Vorgehens mittels des Goal Attainment Scaling (Kiresuk & Sherman, 1968) hat sich als hilfreich erwiesen, um die Ziele zu operationalisieren.

Bei stressassoziierter Symptomatik steht das Ziel im Vordergrund, Patienten die Einflussnahme auf ihr Stresserleben zu ermöglichen bzw. den funktionalen Umgang mit hohen Anforderungen zu verbessern. Tabelle 8 zeigt beispielhafte Zielformulierungen, die im Rahmen des Goal Attainment Scalings mit dem Patienten für unterschiedliche Zielbereiche erarbeitet werden können.

Therapieziel: Einfluss auf Stresserleben verbessern

Tabelle 8: Operationale Zielformulierungen bei stressassoziierter Symptomatik in relevanten Zielbereichen

Zielbereich	Beispielhafte Zielformulierungen
Verbesserung der Wahrnehmung von Stresssignalen	– „Ich nehme meinen Stresslevel so frühzeitig wahr, dass ich rechtzeitig Gegenmaßnahmen einleiten kann." – „Ich bin in der Lage, Körpersignale, Gedanken und Verhaltensweisen wahrzunehmen, die bei mir mit Stress verbunden sind."

Tabelle 8: Fortsetzung

Zielbereich	Beispielhafte Zielformulierungen
Verbesserung der Einflussnahme auf das Stresserleben	– „Ich kann meine stressförderlichen Gedanken durch stressreduzierende Gedanken ersetzen." – „Ich setze Körperübungen/Entspannungstechniken gezielt ein, um Stress zu reduzieren."
Auf- und Ausbau eines sozial unterstützenden Umfelds	– „Ich habe Menschen um mich, denen ich von meinen Belastungen offen berichten kann und die mich dann unterstützen." – „In meinem Freundeskreis fühle ich mich verstanden."
Beeinflussung von Vulnerabilitätsfaktoren	– „Ich weiß, wie ich in stressigen Zeiten gut für mich sorgen kann." – „Ich bin in der Lage, meine Grenzen rechtzeitig und adäquat zu kommunizieren."

Patienten unterscheiden sich darin, welcher Zielbereich besonders geeignet ist, eine nachhaltige Besserung der stressassoziierten Symptomatik zu ermöglichen. Wichtig ist, dass der Therapeut zudem darauf achtet, dass bei der Zielbildung die unterschiedlichen Verhaltensebenen berücksichtigt werden. Die Formulierung von Zielen auf unterschiedlichen Ebenen ermöglicht dabei, das Stresserleben und die damit verbundenen Verhaltens- und Reaktionsweisen differenziert in der Therapie zu berücksichtigen (vgl. Tabelle 9).

Tabelle 9: Ziele stressbezogener Interventionen auf unterschiedlichen Verhaltensebenen

Verhaltensebene	Beispiele für Therapieziele
Behavioral	– Fördern eines aktiven und direkten Umgangs mit situativen Anforderungen. – Beibehalten selbstfürsorglicher Aktivitäten bei steigender Belastung. – Einüben von Strategien zum kurzfristigen Verlassen stressförderlicher Situationen.
Kognitiv-emotional	– Gezielte Wahrnehmung situativer Ressourcen, Verbesserung der Distanzierungsfähigkeit von Stressoren. – Aufbau von positiven Selbstinstruktionen bei hohen Belastungen. – Erarbeiten stressreduzierender Einstellungen.
Physiologisch	– Frühzeitige Selbstwahrnehmung körperlicher Stresssignale (u. a. Anspannung, Unruhe, Nackenschmerzen, Nervosität). – Kennenlernen des individuellen Aktivierungs-Erholungs-Rhythmus (Erholungsbedarf, Tagesstruktur, Tag-Nacht-Rhythmus). – Fördern der körperlichen Entspannungsfähigkeit.
Interpersonal – sozial	– Einüben der Kommunikation von Belastungsgrenzen. – Aktivieren sozialer Unterstützung.

Im Folgenden wird das Fallbeispiel von Herrn F., das zu Beginn des Kapitels vorgestellt wurde, fortgeführt, um zu zeigen, wie der Einsatz eines Stresstagebuchs zur Zielformulierung genutzt werden kann und aus den geschilderten Problembereichen verhaltensnahe Ziele erarbeitet werden können.

Fallbeispiel: Herr B. (Forts.)

Die Symptomatik von Herrn B., der seit Jahren unter somatisch nicht erklärbaren heftigen gastrointestinalen Beschwerden leidet, tritt in arbeitsfreien Zeiten nur abgeschwächt oder gar nicht auf. Sobald jedoch ein herausfordernder Projektauftrag ansteht, resultieren direkt Erbrechen, Durchfall und Übelkeit. Diagnostisch ist von einer somatoformen autonomen Funktionsstörung (ICD-10: F45.37; vgl. Kapitel 1.4.4) auszugehen. Einen Zusammenhang zwischen Belastungen und Symptomatik konnte sich Herr B. anfangs der Behandlung nicht vorstellen. Das Führen eines Stresstagebuchs konnte ihm erste Einblicke in die Zusammenhänge von Stresserleben und dem Auftreten bzw. der Intensität der somatischen Beschwerden geben.

Es wurden daraus verhaltensnahe Therapieziele abgeleitet, die sich explizit auf die Reduktion von Stresserleben in herausfordernden Situationen bezogen haben (vgl. Tabelle 10). Diese können sich hierbei sowohl auf die Zielbereiche in Tabelle 8 oder die Verhaltensebenen in Tabelle 9 beziehen.

Tabelle 10: Ableitung verhaltensnaher Therapieziele – Beispiel Herr B.

Problembereich im Stresstagebuch	Verhaltensnahes Therapieziel
Sich keine Pause gönnen, bevor nicht die Arbeit perfekt erledigt ist.	Gezielt Pausen nehmen, wenn die Arbeit länger zu werden droht.
Katastrophendenken und Versagensangst bei anstehenden Aufgaben.	Schriftliche Protokolle der Befürchtungen und Realitätsüberprüfungen.
Passives Fernsehen nach der Arbeit, Einschlafprobleme.	Gezielter Einsatz von Erholungsverhalten (u. a. körperliche Bewegung auf dem Arbeitsweg).
Ärger über seinen Kollegen, der regelmäßig Aufgaben nicht erledigt und an ihn weitergibt.	Soziales Kompetenztraining (Gesprächsverhalten im Umgang mit dem Vorgesetzten und den Kollegen).
Wenn das geplante Arbeitspensum nicht zu schaffen ist, z. B. weil Störungen auftreten und sich Prioritäten verschieben, folgen ein schlechtes Gewissen, Gereiztheit und Magen-Darm Probleme.	Anspruchsniveau und Arbeitsideal klären (Zusammenhang von Selbstwert und Leistung) und schriftliche Formulierung eines Vertrags mit sich selbst, der auch die Gesundheit umfasst.

4.6 Behandlungsmodule

Elemente aus Stressbewältigungstrainings

Im folgenden Kapitel werden ausgewählte Elemente empirisch überprüfter Stressbewältigungsprogramme vorgestellt, die zur Behandlung stressbedingter Symptomatik geeignet sind. Dabei legen wir den Fokus nicht auf eine enzyklopädisch vollständige Auflistung sämtlicher Einzelmethoden, sondern auf die Vorstellung psychologisch-psychotherapeutischer Interventionen, die ihre Wirksamkeit im Rahmen der in Kapitel 4.4.2 vorgestellten manualisierten Programme gezeigt haben. Die Strukturierung erfolgt in Modulen, wobei dies nicht im Sinne eines chronologisch ablaufenden Behandlungsmanuals zu verstehen ist. In einer individuellen Fallkonzeption sind darüber hinaus auch persönlichkeits- und störungsspezifische Entwicklungen und Besonderheiten zu berücksichtigen. Je nach Differenzialdiagnostik (vgl. Kapitel 1.4) können die Modulinhalte (vgl. Tabelle 11) selektiv in die Behandlung anderer Störungen integriert werden. Dazu werden in jedem Modul grundlegende Aspekte des Vorgehens und beispielhafte Interventionsansätze präsentiert.

Tabelle 11: Module einer therapeutisch angeleiteten Stressbewältigung

Modul 1	Was ist Stress? Störungsmodell und Psychoedukation
Modul 2	Dem Stress auf die Spur kommen: Stressbezogene Selbstwahrnehmung
Modul 3	Notfallkoffer bei Stress: Kurzfristig wirksame Stressbewältigung
Modul 4	Erholung und Entspannung: Langfristige Linderung von Stressfolgen
Modul 5	Beeinflussung der Belastungssituation: Aufbau stressreduzierender Fertigkeiten
Modul 6	Stress beginnt beim Denken: Kognitive Umstrukturierung
Modul 7	Positive Erlebnisse: Euthyme Aktivitäten und Genusstraining

4.6.1 Modul 1 – Was ist Stress? Störungsmodell und Psychoedukation

Bereits im Kapitel zu den Störungsmodellen wurde deutlich, dass es unterschiedliche Definitionen und Modelle gibt, anhand derer ein Verständnis von Stress vermittelt werden kann. Die Erläuterungen sollten sich auf ein Modell beziehen, das mit der Symptomatik und den Lebensumständen des Patienten kompatibel ist. So muss eine Psychoedukation zu Stress bei hohen beruflichen Belastungen (z. B. anhand des *Effort-Reward-Imbalance (ERI)- Modells*, vgl. Kapitel 2.4) anders aufgebaut werden als bei einer Psychoedu-

hand des *Allostatic Load-Modells*, vgl. Kapitel 2.3). Wichtig ist, dass mit
dem Patienten ein gemeinsames und plausibles Ausgangsverständnis von
Stress einschließlich der Erklärung der Symptomatik erarbeitet wird.

**Psychoeduka-
tion für ein
gemeinsames
Begriffs-
verständnis**

**Funktionen der Psychoedukation
bei stressassoziierter Symptomatik**

- Erweiterung des Verständnisses von Belastung, Stress, Stressreaktio-
  nen und Stressfolgen und Übertragung auf die individuelle Problem-
  situation.
- Normalisierung der als störend erlebten Stressreaktionen.
- Aufbau von Selbstwirksamkeitserleben und Behandlungsmotivation.
- Schaffen eines gemeinsamen Verständnisses für Interventionen.
- Orientierung für das therapeutische Vorgehen.

Zu diesem Zweck ist eine Verhaltensanalyse typischer Stresssituationen
(ggf. in unterschiedlichen Lebensbereichen) ein wichtiger Ausgangspunkt.
Der Patient wird dabei in die Lage versetzt, außerhalb einer Therapiesitua-
tion und ohne zeitlichen Druck seine typischen Stressreaktionsmuster auf
unterschiedlichen Ebenen zu reflektieren und zu beschreiben: Was verändert
sich in meinem Körper bei Stress? Welche Gedanken treten auf? Welche
Emotionen sind spürbar? Wie verhalte ich mich? Dies wird im Therapieset-
ting mit der erforderlichen Distanz und Unterstützung weiter analysiert und
vertieft.

Als Einstieg zu einer stressbezogenen Verhaltensanalyse bietet sich eine
Stress-Situationsanalyse an, in der beschrieben wird, in welchem Kontext
Stress auftritt. Da Personen mit stressassoziierter Symptomatik oftmals ein
hohes Anspruchsniveau und Perfektionsstreben mitbringen, und sie dieses
auch bei therapeutischen Aufgaben antreibt, ist in der Regel ein langsames
und sequenzielles Integrieren emotionaler Beteiligung zu empfehlen.

**Stress-Situa-
tionsanalyse**

Die Stress-Situationsanalyse (vgl. Abbildung 11) erfasst den äußeren Kontext, in dem eine Stressreaktion aufgetreten ist oder typischerweise bzw. mit
hoher Wahrscheinlichkeit auftritt. Es geht dabei um die zeitlichen (wann?),
örtlichen (wo?) und sozialen (mit wem?) Rahmenbedingungen, unter denen
ein bedrohliches oder als bedrohlich erlebtes Ereignis (was?) stattgefunden
hat bzw. erwartet wird (vgl. auch das Arbeitsblatt „Stress-Situationsanalyse" im Anhang, S. 98).

Im nächsten Schritt wird diese Analyse um weitere Details spezifiziert.
Diese werden dann zur Erläuterung des Erklärungsmodells und der Psycho-
edukation integriert. Bei mehreren vorliegenden Stresssituationen sollte der
Patient eine der Situationen als besonders relevant oder prototypisch aus-

wählen. Eine beispielhafte Struktur für die Gliederung einer vertieften Situationsanalyse findet sich in Abbildung 12.

	Beispiel: Stress-Situationsanalyse
Was ist passiert?	Mein Vorgesetzter hat mich im Teammeeting vor meinen Kollegen niedergemacht und bloßgestellt.
Wo ist es passiert?	In unserem Besprechungsraum, der direkt ans Großraumbüro grenzt und nur mit einer Scheibe getrennt ist.
Wann ist es passiert?	(Zeitpunkt oder Ereignis) Es war letzten Freitag kurz nach der Mittagspause und eigentlich hätte ich unsere Tochter schon aus dem Kindergarten abgeholt haben sollen.
Wer war dabei?	(direkt oder indirekt beteiligte Personen) Meine 7 Kollegen, mein Chef und unsere Sekretärin.

Abbildung 11: Beispiel einer Stress-Situationsanalyse

Reaktion	Situative Bedingung	Umgang
Stresssymptome (physiologisch, muskulär, emotional, kognitiv, behavioral)	**Stressoren**	**Bewertung**
Welche körperlichen Veränderungen nehme ich an mir wahr? Wonach ist mir gerade? Wie verändert sich mein Verhalten?	Welche äußeren Anforderungen liegen gerade zu diesem Zeitpunkt vor? Welche Umstände stressen mich?	Was bedeutet die Situation für mich? Welche Erwartungen sind erfüllt/enttäuscht worden? Wie finde ich das?
Nachwirkungen in sozialen Beziehungen, Beruf und Freizeit	**Stresspuffernde Ressourcen**	**Bewältigungsaktivitäten**
Wie verändert sich die Beziehung mit den betreffenden Personen? Wie verändert sich mein Verhalten in Beruf und Freizeit?	Welche hilfreichen äußeren Bedingungen liegen gerade zu diesem Zeitpunkt vor? Welche Umstände unterstützen mich darin, den Anforderungen gerecht zu werden?	Was genau tue ich daraufhin? Wie verhalte ich mich? Was denke ich?

Abbildung 12: Vertiefte Stress-Situationsanalyse

4.6.2 Modul 2 – Dem Stress auf die Spur kommen: Stressbezogene Selbstwahrnehmung

Die Wahrnehmung des eigenen Befindens und des momentanen Aktivierungsniveaus kommt in Situationen, die als belastend erlebt werden, oftmals zu kurz. Viele Patienten funktionieren bei hohen Anforderungen im „Modus Autopilot" und reagieren kompetent und leistungsfähig auf äußere Anforderungen, berücksichtigen dabei jedoch ihre eigene Befindlichkeit nicht ausreichend. Dies kann als zentrale Problematik stressbedingter Gesundheitsprobleme angesehen werden. Die Fokussierung der Wahrnehmung auf die Aktiviertheit und die eigenen Grenzen kann damit beginnen, den aktuellen Stresspegel zu erfragen: „Wie gestresst sind Sie auf einer Skala von 0 bis 100, wenn 0 die komplette Entspannung und 100 den maximalen Stress darstellt?". Abbildung 13 zeigt eine grafische Aufbereitung der Stressskalierung (vgl. auch das Arbeitsblatt „Visuelle Analogskala zur Erfassung des aktuellen Stresslevels" im Anhang, S. 99).

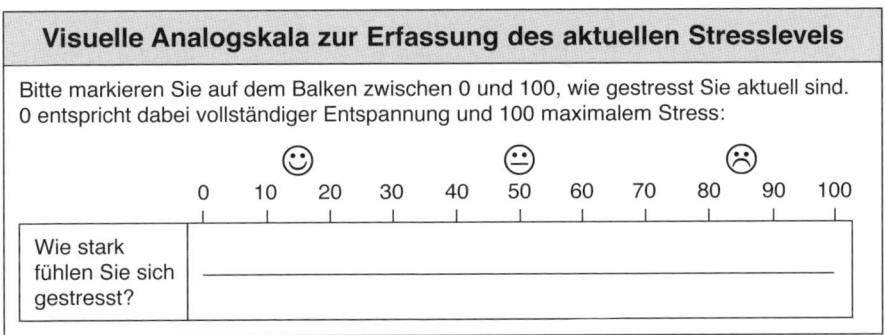

Abbildung 13: Beispiel einer Skala zum aktuellen Stressniveau

4.6.2.1 Stressbezogene Selbstbeobachtung und Introspektion

Im Folgenden werden Verfahren vorgestellt, mit denen erste Anzeichen stressassoziierter Symptome wahrgenommen werden können, um dann eine frühzeitige aktive Gegenregulation zu initiieren. Im Sinne eines Teufelskreismodells wird davon ausgegangen, dass es zu Aufschaukelungsprozessen kommt, wenn trotz erster Stressanzeichen der Modus „Autopilot" beibehalten wird (vgl. Wagner-Link, 2010, S. 49).

Psychologische Verfahren können hinsichtlich des Zugangs zur Selbstwahrnehmung in verhaltensbezogene Selbstbeobachtung und erlebensbezogene Introspektion unterschieden werden.

Selbstbeobachtung und Introspektion

65

Stressbezogene Selbstbeobachtung. Bei der stressbezogenen Selbstbeobachtung stehen automatisierte Verhaltensweisen im Vordergrund, die vom Patienten als selbstverständlich angesehen werden und deren Einfluss auf körperliche Prozesse und Wohlbefinden oftmals unterschätzt wird. Als Erfassungsinstrumente für die Schulung der Selbstbeobachtung sind insbesondere *Tagebuchverfahren* und *visuelle Analogskalen* gut geeignet; meist wird damit die Häufigkeit eines Ereignisses erfasst.

**Geeignete Kategorien
für eine stressbezogene Selbstbeobachtung**

- Wöchentliche Zeitverteilung (Beruf, Familie, Hobbys, Freunde, Selbst/alleine).
- Konsum von Genussmitteln (u. a. Schokolade, Nikotin, Kaffee).
- Situationen, in denen stressbezogene Symptome auftreten.

Abbildung 14 zeigt ein Beispiel für die Erfassung der Zeit, die für unterschiedliche Lebensbereiche aufgewendet wird. Therapeutisches Ziel des Einsatzes derartiger Verfahren ist es dabei vor allem, den Patienten Einblick in das eigene Verhalten zu ermöglichen. Die Reflexion sollte nicht zum Ziel haben, Vorgaben zu machen, wie viel Zeit in welchem Lebensbereich richtig oder falsch ist (vgl. Arbeitsblatt „Tagebuch Zeitaufteilung" im Anhang, S. 100, welches als Vorlage für die Erfassung der Zeiteinteilung innerhalb einer Woche dienen kann).

Ziel ist, dass die Patienten ihr Selbstmanagement verbessern und möglichst früh relevante Veränderungen bemerken und durch die Regulation des Auftretens entsprechender Situationen auf ihre stressassoziierte Symptomatik Einfluss nehmen können. Bis es gelingt, die automatisierten Prozesse im Alltagsverlauf zu unterbrechen, ist die Vereinbarung fixer Zeitpunkte zur ritualisierten Dokumentation zu empfehlen (z. B. immer abends bei einem kurzen Spaziergang oder in der Mittagspause).

Stressbezogene Introspektion. Bei der stressbezogenen Introspektion wird die Wahrnehmung nach innen gerichtet. Es geht dabei um die Wahrnehmung von Erlebenszuständen, Gefühlen, Tagträumen oder auch des subjektiven Stresslevels. Hier haben sich *Ampelsysteme* oder *visuelle Analogskalen* bewährt.

Die Patienten üben sich darin zu erkennen, woran sie zuerst merken, dass „Stress" auftritt und diesen Übergang als „Alarmsignal" für eine erforderliche Gegenregulation zu erkennen. Der zweite zentrale Lerngewinn liegt darin, zu erschließen, ab welchem Zustand bzw. bei welchem Symptom es nicht mehr möglich ist, eine akute Stressreaktion zu vermeiden.

Tagebuch Zeitaufteilung

Wie viel Zeit verbringen Sie im Durchschnitt mit Arbeit, Familie, Freunden und alleine?
Bitte markieren Sie auf dem Balken den Anteil Ihrer Zeit, den Sie heute mit Aktivitäten im
jeweiligen Bereich verbracht haben. Nehmen Sie sich für die Einteilung des zurückliegenden Tages jeden Abend etwas Zeit.

Wenn Sie beispielsweise etwa 60 % Ihrer Zeit mit Ihrer Arbeit (Ar), 20 % mir Ihrer Familie
bzw. Ihrer Partnerin/Ihrem Partner (Fa), 10 % mit Freunden (Fr) und 10 % alleine (Al) verbracht haben, könnte das folgendermaßen aussehen:

	1	10	20	30	40	50	60	70	80	90	100
Beispiel:				*Ar*				*Fa*		*Fr*	*Al*

Datum: von _____ bis _____

	1	10	20	30	40	50	60	70	80	90	100
Tag 1											

	1	10	20	30	40	50	60	70	80	90	100
Tag 2											

etc.

Abbildung 14: Selbstbeobachtung der täglichen Zeitaufteilung – Beispiel

Ab dann geht es darum, den Stress möglichst ohne weitere Eskalation zu
bewältigen.

**Beispielhafte Fragen zur frühzeitigen Wahrnehmung
des Stresslevels**

- Woran merken Sie *zuerst,* dass Ihr Stresslevel ansteigt?
  (z. B. dass bei einer Stressampel die Farbe von Grün auf Gelb wech-
  selt)
- Woran erkennen Sie *zuerst,* dass Sie akut gestresst sind?
  (z. B. dass Sie bei einer Stressampel in den roten Bereich kommen)

Die Schulung der Wahrnehmung und die Verankerung des Stressniveaus
an unterschiedlichen Modalitäten (u. a. Gedanken, Tagträume, Anspannung,

körperliche Wahrnehmungen, Stimmlage/Sprechlautstärke, Schmerzwahrnehmung, sozialer Rückzug, Gereiztheit) erfordern einen kurzen Stopp der alltäglichen Verrichtungen. In der Aufbauphase dieser Fertigkeit eignen sich zur Unterstützung kurze achtsame Stopp-Momente, die in den Alltag eingebaut werden. Im Sinne von Verhaltensexperimenten müssen diese je nach örtlichen und situativen Gegebenheiten mit dem Patienten kreativ erarbeitet werden. Hierbei können soziale Kompetenzprobleme sichtbar werden, wenn es darum geht, sich für einige Minuten aus dem Großraumbüro zurückzuziehen oder eine Arbeitspause alleine zu verbringen.

4.6.2.2 Stressbezogene Verhaltensanalyse auf der Mikro-Ebene

Die zweite Verfahrensgruppe zur Verbesserung der Selbstwahrnehmung basiert auf der Mikro-Verhaltensanalyse. Eine stressbezogene Verhaltensanalyse auf der Mikro-Ebene kann Therapeut und Patient zudem helfen, Einblicke in individuelle Zusammenhänge von Vulnerabilitätsfaktoren, Stressauslöser, stressverstärkende Selbstregulationsmechanismen, Stresssymptome sowie kurz- und langfristige Konsequenzen zu erhalten.

Die Analyse einer belastenden Situation kann anhand eines einfachen Schemas (vgl. Tabelle 12) erfolgen, welches der Patient zunächst mit Hilfe des Therapeuten, später dann alleine bearbeitet. Konkret bedeutet dies, dass für jede Situation, für die eine Verhaltensanalyse sinnvoll erscheint, folgende Schritte zu durchlaufen sind:

1. *Identifikation von für die Verhaltensanalyse geeigneten Situationen.* Ziel ist das Auffinden von aktuellen oder zukünftigen konkreten Situationen, die mit stressassoziierten Symptomen im Zusammenhang stehen und deren Bewältigung Probleme bereiten. Es ist für die Verhaltensanalyse sinnvoll, diffuse übergreifende Probleme (z. B. Unzufriedenheit in der Partnerschaft) in Teilbereiche zu untergliedern (z. B. Meinungsverschiedenheiten in der Erziehung und Arbeitsteilung im Haushalt), um konkrete Situationen zu identifizieren, die dann einer genaueren Betrachtung unterzogen werden können.

2. *Auswahl konkreter Situationen zur genaueren Betrachtung.* In Betracht kommen vor allem Situationen, die eine hohe Bedeutung für den Klienten haben, häufig auftreten und grundsätzlich durch eine Verhaltensänderung modifiziert werden können. Besonders relevant sind sog. „Schlüsselsituationen" oder Prototypen, die stellvertretend für weitere Situationen gelten können und deren Änderung weitreichendere Folgen haben kann.

3. *Möglichst konkrete Beschreibung der Situation und des Auslösers/der Auslöser.* Neben der Erfassung der Kontextinformationen (äußere Situa-

ation) geht es auch darum, die damit einhergehenden Bewertungen zu erfassen (innere Situation). Hier werden Einschätzungen, Bewertungen und Gedanken in der geschilderten Situation erfragt. Diese Fragen orientieren sich an der vermuteten Emotion, d. h. es werden assoziierte Kognitionen exploriert.

4. *Identifikation von Anfälligkeitsfaktoren.* Die psychobiologische Komponente stressassoziierter Symptome kann in einer Verhaltensanalyse zu kurz kommen, wenn nicht auch körperliche Vulnerabilitätsfaktoren, die im Zusammenhang mit der stressassoziierten Symptomatik auftreten, berücksichtig werden. Hierzu zählen anhaltende hohe Anspannung, Schlafmangel, Konsum von Medikamenten genauso wie überdauernde situative Belastungsfaktoren, wie Pflege von Angehörigen, fehlende Erholungsmöglichkeit oder andauernde Konflikte.

5. *Beschreibung des Problemverhaltens bzw. der stressbezogenen Symptomatik:*
   a. *Eigene Gefühle.* In diese Kategorie gehören alle Emotionen, die in der Situation vom Patienten erlebt werden. Emotionen und Kognitionen lassen sich oft nicht eindeutig trennen; die Benennung einer oder mehrere Emotionen kann jedoch hilfreich sein, um das Verhältnis zwischen kognitiver Bewertung und emotionalem Erleben zu verdeutlichen.
   b. *Körperliche Empfindungen.* Körperliche Empfindungen sind in manchen Situationen leichter, in anderen schwerer zu identifizieren. Ihre Beschreibung kann aber hilfreich sein, um die langfristigen negativen Folgen zu illustrieren (Herzklopfen/kardiovaskuläre Störungen).
   c. *Gezeigtes Verhalten.* Es werden Verhaltensweisen gesammelt, die sich einer oder mehrerer langfristig dysfunktionaler Verhaltenskategorien zuordnen lassen. Dazu gehören aggressives Verhalten, Flucht, Vermeidung, Passivität, ungeduldiges Verhalten oder undifferenzierter Aktionismus. Die Sammlung dient als Grundlage für die Erarbeitung der kurzfristigen und langfristigen Folgen.

6. *Folgen und Konsequenzen.* Abschließend werden die Folgen des konkreten Verhaltens genauer betrachtet. Eine Einteilung in kurz- und langfristige Folgen und die Differenzierung ihres Verstärkungspotenzials ist hilfreich, um die kurzfristige Funktionalität des Verhaltens zu verdeutlichen.

Je nach Motivation des Patienten kann die Reihenfolge bei der Datenerfassung variieren. Viele Patienten tun sich bei einer Verhaltensanalyse leichter, wenn zuerst das Symptom, unter dem sie leiden, erfasst wird. Dann startet die Verhaltensanalyse – abweichend vom oben genannten Vorgehen – mit Schritt 5 (Problembeschreibung/Symptomatik) und schrittweise werden Situation, Bewertung und Konsequenzen/Folgen ergänzt. Tabelle 12 beinhaltet einen Fragenkatalog, wie eine stressbezogene Verhaltensanalyse konkret durchgeführt werden kann.

Variable Abfolge bei einer stressbezogenen Verhaltensanalyse

Tabelle 12: Fragenkatalog einer stressbezogenen Verhaltensanalyse für eine ausgewählte Situation

Problemverhalten und Symptomatik	Beschreiben Sie bitte Ihr Problemverhalten bzw. Ihre Symptomatik im Detail. Zum Verhalten werden hierbei auch Ihre Gedanken und Gefühle gezählt. Was genau taten Sie? Wo? Wer außer Ihnen war involviert? Beschreiben Sie Ihr Problemverhalten so genau, dass ein(e) Schauspieler(in) in einem Theaterstück oder Film es nachspielen könnte (Gefühle und Gedanken können diese dann z. B. in Mimik oder Gestik, Körperhaltung oder Veränderungen der Stimme zeigen).
Situation und Auslöser (inkl. Bewertung der Situation)	Welches Ereignis ging dem Beginn des Problemverhaltens voraus? Was taten, dachten, fühlten Sie oder stellten Sie sich vor, bevor das Problemverhalten auftrat? Welche Körperempfindungen nahmen Sie wahr? Wann begann das Problemverhalten? Was von dem Vorhergegangenen war Ihrer Meinung nach das Wichtigste?
Identifikation von Anfälligkeitsfaktoren	Welche Faktoren machten Sie anfällig für das Problemverhalten? Berücksichtigen Sie dabei folgende Aspekte: Gestörtes Essen oder Schlafen, Verletzungen, körperliche Erkrankungen, Gebrauch von Alkohol oder Drogen, Missbrauch von Medikamenten, stressreiche Ereignisse in Ihrer Umgebung, intensive Gefühle, Konflikte, eigenes vorausgehendes belastendes Verhalten.
Folgen und Konsequenzen	Identifizieren Sie alles, was als Konsequenz aus Ihrem Problemverhalten folgte. Dies beinhaltet Ihre eigenen Gefühle, Gedanken, Körpersymptome und Ihr Verhalten. Wie war dies (a) direkt nach dem Problemverhalten und (b) im späteren Verlauf? Wie haben andere Personen unmittelbar und mit Verzögerung reagiert? Welche Wirkung hatte Ihr Verhalten auf Ihre Umgebung? Welche Folgen hatte Ihr Verhalten für Sie selbst und für andere Personen?

Den Patienten reicht in der Regel pro Fragenbereich für die Antworten eine DIN A4-Seite. Die meisten Patienten empfinden es als angenehm, die Antworten zu Hause vorzubereiten und in der Therapiesitzung daran weiterzuarbeiten. Ergänzend kann eine Checkliste der Stresssignale auf verschiedenen Ebenen ausgehändigt werden (vgl. „Checkliste Stress-Notfallsignale" im Anhang, S. 101).

Die Verhaltensanalyse kann durch eine Lösungsanalyse abgeschlossen werden (vgl. Kasten). Diese kann wiederum therapeutengestützt oder vom Patienten zunächst alleine erarbeitet werden. Hierbei soll der Patient basierend auf der Verhaltensanalyse nach Möglichkeiten suchen, wie sein Einfluss auf die Symptomatik verbessert werden kann bzw. wie die Wahrscheinlichkeit erhöht wird, dass das Problemverhalten in Zukunft nicht mehr auftritt.

Lösungsanalyse als Ergänzung

Fragenkatalog einer stressbezogenen Lösungsanalyse

Gehen Sie noch einmal Ihre Verhaltensanalyse durch. Identifizieren Sie Punkte, an denen es Einflussmöglichkeiten gegeben hätte, um die Stressreaktion bzw. das Problemverhalten zu verändern:
1. Welche Gedanken über die Situation könnten etwas ändern?
2. Welche Gedanken und Leitsätze, welche Selbstinstruktionen wären hilfreich?
3. Welche Veränderung der vorausgehenden Anfälligkeitsfaktoren hätte das Problemverhalten reduzieren können?
4. Welches Bewältigungsverhalten hätte geholfen, um die Situation erfolgreich zu meistern?
5. Welche Art von Konsequenzen auf das Problemverhalten würde Ihnen helfen, das Verhalten zukünftig besser unter Kontrolle zu bringen?

4.6.3 Modul 3 – Notfallkoffer bei Stress: Kurzfristig wirksame Stressbewältigung

Die einzelne Stressepisode und das Auftreten von akutem Stress kann im Sinne von McEwen (1998) als adäquate und funktionale psychobiologische Reaktion auf einen bedrohlichen Reiz angesehen werden (vgl. Kapitel 2.4). Involviert sind dabei alle Körpersysteme, die sich evolutionsbiologisch betrachtet auf eine Kampf- oder Fluchtreaktion einstellen. Patienten können ihren Umgang mit diesen Stressepisoden verbessern, indem kurzfristig wirksame Bewältigungsstrategien erlernt und deren Anwendung erprobt wird.

Kurzfristig wirksame Bewältigungsstrategien zielen darauf ab (nach Wagner-Link, 2009),
• die körperliche Aktivierung zu reduzieren,
• weitere Eskalationen zu vermeiden und
• eine schnelle Erholung zu ermöglichen.

Insgesamt ist davon auszugehen, dass während einer akuten Stressepisode automatisierte physiologische Mechanismen ablaufen, die Verhalten und Erleben so sehr beeinflussen, dass es in erste Linie darum geht, die Stresssituation zu beenden. Eine langfristige Problemlösung soll in diesen akuten Stressphasen nicht stattfinden.

Bei akutem Stress: keine generelle Problemlösung anstreben

4.6.3.1 Strategien zur akuten Stressreduktion

Zur akuten Reduktion einer stressassoziierten Symptomatik werden in den verfügbaren Trainingsprogrammen zur Stressbewältigung unterschiedliche Wege aufgezeigt. Während eine akute Stressreduktion in einigen Trainingsprogrammen als Ergänzungsmodul angesehen und auf schlecht vorhersehund kontrollierbare Belastungssituationen begrenzt wird (Kaluza, 2011), stellt es in anderen Programmen ein zentrales und den langfristigen Strategien vorgeschaltetes Modul dar, das auf sämtliche Belastungssituationen anwendbar ist (Müller & Kröger, 2013). Für berufsspezifische Belastungssituationen (z. B. akute Bedrohungssituation bei einem Polizeieinsatz; Einsatzfahrt im Rettungsdienst), gilt es die Phasen spezifisch zu adaptieren. Sie bilden jedoch eine grundlegende Struktur, die dem psychophysiologischen Stressgeschehen entspricht.

Kombination von Maßnahmen für einen individuellen Notfallkoffer

Es werden unterschiedliche behaviorale, kognitive und euthyme Elemente kombiniert, um einen individuellen „Erste-Hilfe-Plan" oder „Notfallkoffer" für anstehende Stresssituationen zu entwerfen. Ziel ist eine *kurzfristige Erleichterung*. Diese zu erreichen setzt voraus, dass akzeptiert wird, momentan gestresst zu sein („Stopp, ich bin jetzt gestresst"). Erst die Akzeptanz ermöglicht die Hinwendung und Anerkennung der auftauchenden emotionalen und physiologischen Erregung und schafft die Grundlage für weitere Handlungsoptionen. Zwei Grundsätze sind hierbei wichtig (vgl. Kaluza, 2011):

1. je frühzeitiger die Stresssignale wahrgenommen werden, desto einfacher ist die Selbstregulation;
2. je klarer bewusst entschieden wird, sich dem Stress zu stellen, desto gezielter kann die Selbstregulation erfolgen.

Zur *kurzfristigen Erleichterung* empfehlen wir folgende Techniken:

Akzeptanz und Annehmen des Stresses

- *Akzeptanz des Stresses und der negativen Gedanken.* Das psychophysiologische Erregungsniveau erlaubt es meist nicht, bei akutem Stress Aufgaben konzentriert weiterzuführen. Daher gilt es, die aktuelle Tätigkeit zu unterbrechen und sich gezielt den Gedanken zuwenden, die aktuell kreisen und nicht gestoppt werden können. D. h. volle Konzentration auf die Gedanken und Vorstellungen, die eigentlich vermieden werden oder „weggemacht" werden sollen. Dabei gilt es alle belastenden Gedanken, Gefühle und Impulse, die aus dem Gleichgewicht bringen bzw. die aufregen, ungeduldig machen, ärgern oder ängstigen, aufzuschreiben und die damit verbundenen Vorstellungsbilder aktiv aufrecht zu erhalten. *Gleichzeitig* wird gezielt körperliche Entspannung herbeigeführt. Dies kann z. B. durch Kurzformen der Progressiven Muskelentspannung oder durch gezielte Atemübungen gelingen.

Positive Selbstermunterung

- *Einsatz von positiven Selbstinstruktionsformeln.* Vor allem, wenn es nicht möglich ist, die belastende Tätigkeit zu unterbrechen und dennoch Stresssignale auftauchen, können positive Selbstinstruktionen angewandt werden. Dafür ist es wichtig, dass eine positive Selbstinstruktionsformel für anstehende Stresssituationen in den Therapiesitzungen erarbeitet worden ist. Für die Formulierung gelingender Selbstinstruktionen nennen Müller und Kröger (2013) einige Formulierungsregeln: persönlich relevant, affirmativ, Präsens, Ich-Form, positiv, bildhaft, kurz und prägnant, rhythmisch bzw. in Versform, humorvoll. Hilfreiche Anleihen sind den meisten Patienten bereits bekannt (Postkartensprüche, Liedzeilen, Sprichwörter, Gedichtzeilen etc.) und können nach den oben genannten Regeln umformuliert bzw. für momentane Belastungssituationen angepasst werden. Wichtig ist, dass die Formel schriftlich verfügbar ist, da in akuten Stressphasen mit Konzentrationsproblemen zu rechnen ist.

- *Wahrnehmungslenkung.* Eine gezielte Wahrnehmungslenkung zur kurzfristigen Entlastung wird für Situationen empfohlen, die mit mittlerer Erregung verbunden sind und um kurzfristig auftretende Erregungsspitzen zu kappen. Bei sehr hoher Erregung, wie z. B. berechtigter Sorge um Familienangehörige, wird der Einsatz nicht empfohlen (Wagner-Link, 2010). Die Wahrnehmung kann gezielt nach außen oder innen gelenkt werden:

Innere und äußere Wahrnehmungslenkung

  - *Äußere* Wahrnehmungslenkung hin zu positiven Aktivitäten umfasst den Kontakt zu anderen Personen, Spielen, Lesen, das Imitieren komplizierter Bewegungsabläufe oder die Durchführung angenehmer Arbeiten.
  - *Innere* Wahrnehmungslenkung beinhaltet unterschiedliche Achtsamkeitstechniken, bei denen die Wahrnehmung bewusst auf konkrete Reize gelenkt wird, angenehme Bilder imaginiert werden oder auch gezielt an nicht belastende oder positive Ereignisse gedacht wird (z. B. Urlaub, Hobbys, fröhliche Menschen).
- *Kontrollierte Abreaktion.* Eine Technik, bei der direkt die körperliche Aktivierung und Anspannung reduziert werden soll, ist die kontrollierte Abreaktion. Für manche Personen ist das körperliche Stresserleben so intensiv, dass kognitive Techniken erst möglich sind, wenn das Stressniveau durch Abreaktion gesenkt wurde. Die überschießende physiologische Erregung einer belastenden Stressreaktion wirkt körperlich fort bis die Energie abgeführt werden kann. Kontrollierte Abreaktion umfasst gezielte körperliche Aktivität (u. a. Joggen) statt passiv-lethargischem Ablenken (z. B. Fernsehen). Empfehlenswert sind auch Bewegungsübungen, Kurzformen von Muskelanspannung und -entspannung, Atemübungen mit dem Fokus auf das Ausatmen oder Tanzen (z. B. in Verbindung mit lautem Musikhören). Kontrollierte Abreaktion soll dazu dienen, die Erregungsspitzen zu kappen, um sich dann mit der belastenden Emotion auseinandersetzen zu können. Bleibt die Emotion (u. a. Angst, Wut, Schuld), so kann sich möglicherweise eine erneute Stressepisode einstellen.

Bei zu hohem Stresslevel: körperliche Abreaktion

4.6.3.2 Ablauf der kurzfristigen Erleichterung bzw. ersten Hilfe bei akutem Stress

In Verhaltensexperimenten kann der Patient sich eine individuelle Kombination der unterschiedlichen Techniken erarbeiten und zu einem Notfallplan zusammenstellen, der möglicherweise für unterschiedliche Lebensbereiche und Stresssituationen unterschiedliche Elemente beinhaltet (z. B. bei Kundenreklamationen im Großraumbüro und der Vorstandssitzung einer ehrenamtlicher Vereinstätigkeit). Die Erprobung der genannten Techniken sollte mit einer kurzen Evaluation beendet werden, bei der die Patienten beschreiben, ob es gelungen ist, das Aufschaukeln des Stresses zu stoppen, und ob danach eine aktive Handlung möglich wurde. Hierzu gehört auch die Entscheidung, die Situation weiter zu ertragen.

Kombination der Maßnahmen erproben und anpassen

Mit dem Ziel, dem Patienten ein verbessertes Selbstmanagement zu ermöglichen, sollten die eingesetzten Verfahren im Rahmen der therapeuti-

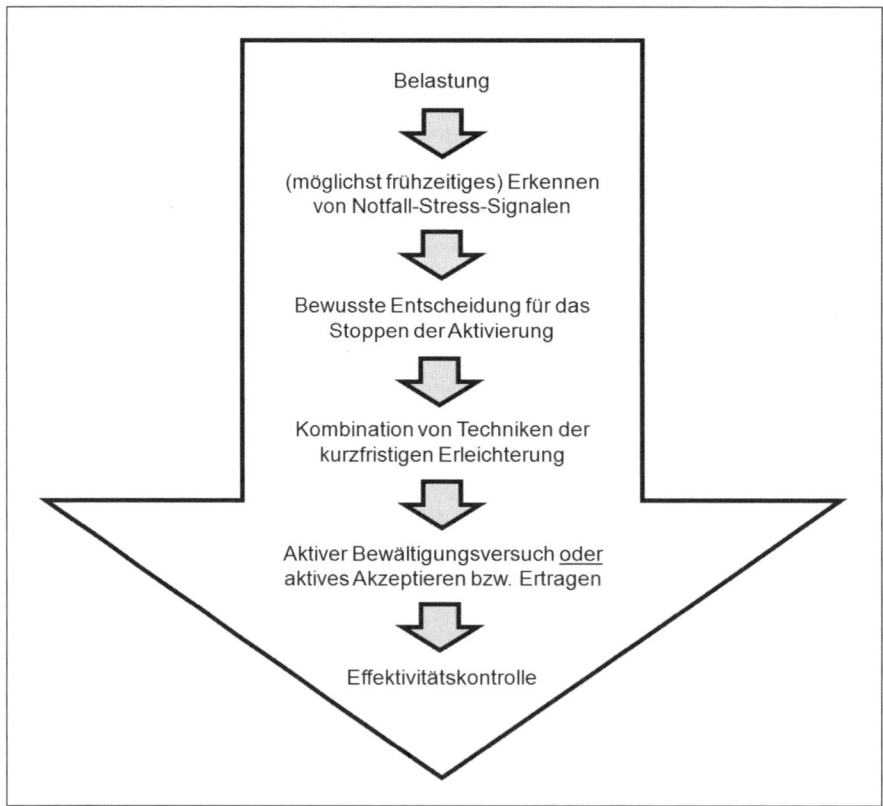

Abbildung 15: Ablaufschema zur kurzfristig wirksamen Stressbewältigung

schen Kontakte auf ihre Effektivität hin überprüft werden. Oftmals ist es für den Patienten ein bedeutsames Erlebnis, einer akuten Stresssituation nicht ausgeliefert zu sein, sondern konkrete Techniken verfügbar zu haben, um handlungsfähig zu bleiben. Im Rahmen einer Effektivitätskontrolle geht es darum, über wirksame Techniken für zukünftige Stressepisoden zu verfügen und weniger wirksame Techniken zu ersetzen. Eine Systematisierung des geschilderten Ablaufs ist in Abbildung 15 dargestellt (nach Wagner-Link, 2010).

Im folgenden Fallbeispiel wird der therapeutische Einsatz eines Notfallkoffers, der aus den geschilderten Techniken entwickelt und immer wieder angepasst wurde, dargestellt.

Fallbeispiel: Frau D. (Forts.)

Frau D. hat keine psychischen Vorerkrankungen. Körperlich ist eine langjährige Hypertonie bekannt. Sie arbeitet als EDV-Dozentin und erleidet während eines Seminars vor der Gruppe eine Panikattacke. Eine stationäre Psychotherapie wegen Burnout-Syndroms lehnt sie wegen der privaten Situation als Mutter zweier Kinder ab. Nach mehreren Monaten ambulanter Psychotherapie (u. a. Verbesserung der Selbstwahrnehmung, intensive Konfrontation mit der Auslösesituation, Bearbeiten der Unfähigkeit Grenzen zu setzen, Erarbeiten von funktionalem Erholungsverhalten, kognitive Arbeit an ihrem Perfektionsstreben), reduziertem Arbeitsumfang und eine Begrenzung ihrer Dozententätigkeit auf „sichere" Situationen (z. B. nur Seminarinhalte, die sie schon vielfach behandelt hat) war die Patientin stabil genug, um sich mit einer möglichst ähnlichen Situation wieder zu konfrontieren. Zur Vorbereitung wurde ein „Notfallkoffer" erarbeitet, der ihr half, bei Bedarf konkrete Übungen und Selbstinstruktionen zur Verfügung zu haben, um eine Erregungssteigerung zu stoppen. Eine Effektivitätskontrolle hat gezeigt, dass sowohl die antizipatorische Angst vor der Tätigkeit als auch die Selbstwirksamkeit während des Seminars durch den Notfallkoffer gesteigert werden konnte.

4.6.4 Modul 4 – Erholung und Entspannung: Langfristige Linderung von Stressfolgen

Erholungsaktivitäten dienen dazu, das Anspannungsniveau zu senken und nach einer Aktivierung wieder eine Regeneration zu ermöglichen. Erholsam sind damit alle Aktivitäten und Tätigkeiten, die es ermöglichen, vorausgegangene Belastungen auszugleichen. Welche Aktivitäten zur Erholung dienen, kann einerseits von individuellen Präferenzen abhängen und sollte andererseits auf die vorangegangene Belastung bezogen sein, um Distanz und Abstand zu ermöglichen (z. B. sollte bei ermüdender Bildschirmarbeit

Aktivitätswechsel als Voraussetzung für Erholung

75

eine Erholungstätigkeit ohne Bildschirm gewählt werden). Erholung wird dabei als mehrstufiger Prozess verstanden (vgl. Tabelle 13).

Tabelle 13: Das Phasenmodell der Erholung (nach Allmer, 1996)

Phase	Ziel	Beispiele
Distanzierung	Herstellen von kognitivem und emotionalem Abstand zur belastenden Tätigkeit	– Räumliche Distanzierung – Tätigkeitswechsel – Aktivitäten zum Abschließen einer Aufgabe – Kurzfristige Erregungsreduktion
Regeneration	Durchführung positiver und angenehmer Aktivitäten zur Regeneration der belasteten bzw. ermüdeten Modalität	– Entspannungsübungen – Körperliche Aktivität/sportliche Betätigung – Musisches/künstlerisches Werken – Heimwerken – Spielen
Orientierung	Vorbereitung auf anstehende Aufgaben	– Unterlagen sortieren – Materialien richten – Gedankliche Vorbereitung

Jede Erholungsphase braucht andere Aktivitäten

Bei Störungen des Erholungsprozesses (beispielsweise durch einen beruflichen Anruf in der Freizeit, ein aufwühlendes Gespräch über ein belastendes Ereignis oder ein zufälliges Zusammentreffen mit einem Konfliktpartner) gilt es zunächst, erneut wieder Distanz aufzubauen. Die Übergänge zwischen den Phasen werden von individuellen Faktoren mitbestimmt und können nicht generell vorgegeben werden. Dabei werden regenerative Aktivitäten auch zur Distanzierung eingesetzt (u. a. können von geübten Personen Entspannungsverfahren auch zur Distanzierung genutzt werden).

Erholung dient auch der Prävention

Erholung hat nicht nur regenerative, sondern durchaus auch präventive Funktion. Je geringer das Anspannungsniveau, desto eher gelingt es, auch ohne zusätzliche Anstrengung Erholungsaktivitäten in den Alltag zu integrieren. Abbildung 16 verdeutlicht den Zusammenhang zwischen dem Auftreten negativer emotionaler Zustände, alltäglichen Zusatzbelastungen und Erholungsaktivitäten. Bei regelmäßiger und wirksamer Erholung gelingt es besser, die Grundanspannung auf einem geringeren Niveau zu halten und dadurch mehr Belastungsreserven zur Verfügung zu haben.

Gerade bei Patienten, die mit einem erhöhten Anspannungsgrad zur Therapie erscheinen, eignen sich Achtsamkeits- oder Entspannungsübungen zur Distanzierung vom alltäglichen Geschehen. Dies kann gleichsam modellhaft für Übergänge zwischen unterschiedlichen Lebensbereichen, wie Arbeit und Familie, eingesetzt und entsprechend erprobt werden. Hierzu können kurze Achtsamkeits-, Atem- oder Entspannungsübungen durchgeführt werden.

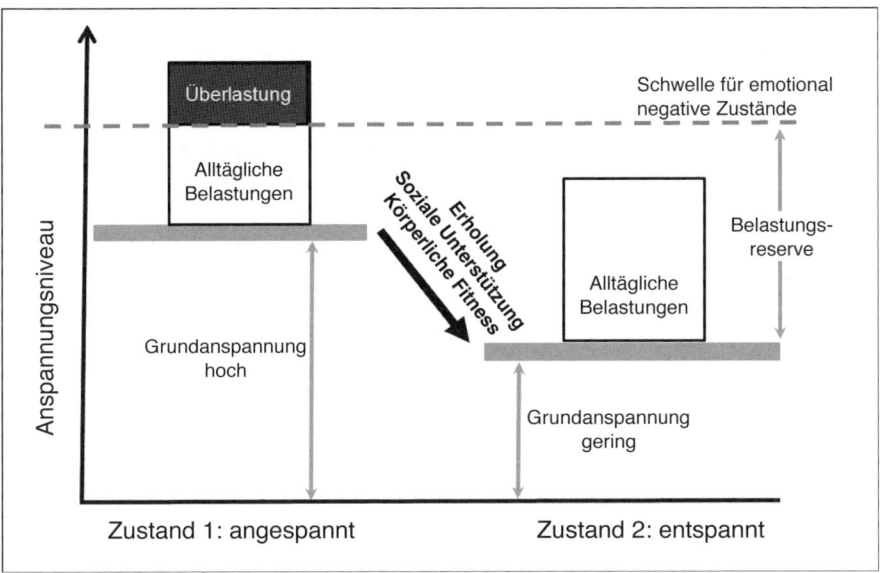

Abbildung 16: Negative emotionale Zustände, alltägliche Belastungen und Erholung (nach Hofmann, 2013). Im Zustand 1 mit hoher Grundanspannung führen alltägliche Belastungen zur Überlastung und die Schwelle für emotional negative Zustände wird überschritten. Im Zustand 2 mit geringer Grundanspannung ist die Belastungsreserve ausreichend um die gleichen alltäglichen Belastungen, wie bei Zustand 1 zu bewältigen, jedoch ohne eine Überlastung zu erleben. Wirksame und regelmäßige Erholung ermöglicht den Übergang von Zustand 1 zu Zustand 2.

Achtsamkeitsübungen
Achtsamkeitsübungen von 3 bis 5 Minuten Dauer eignen sich zur akuten Regulation erhöhter Anspannung. Wichtig ist es, dem Patienten vorab zu erläutern, was genau unter Achtsamkeit verstanden wird. Empfehlenswert ist es, die Übungen gemeinsam mit dem Patienten durchzuführen und somit auch Modell zu sein. Dabei sollten folgende Prinzipien beachtet werden (Heidenreich & Michalak, 2003): • Aufmerksamkeitslenkung auf den aktuellen Moment und Spüren des Erlebens im Hier und Jetzt. • Umfassende Offenheit für alle auftretenden Gedanken, Emotionen und Erinnerungen. • Bewertungsfreies Beschreiben der auftretenden Sinneseindrücke. • Willentliche Lenkung der Aufmerksamkeit, um den „Autopilotenmodus" zu unterbrechen (hierzu können formelle Übungen aber auch informelle achtsame Momente genutzt werden).

Fertigkeiten zur Reduktion des Stressniveaus sollten dabei sowohl kognitive, sensorische und behaviorale Aktivitäten umfassen. Das Erarbeiten von Erholungsaktivitäten kann in unterschiedlichem Intensitätsgrad erforderlich sein. Patienten mit hohen Selbstregulationsfähigkeiten genügen möglicherweise Erinnerungen an angenehme Aktivitäten aus stressfreien Zeiten (u. a. durch *Listen angenehmer Aktivitäten*). Mit Patienten, deren psychobiologische Systeme aktuell keine ausreichende Regeneration mehr ermöglichen, gilt es in einem ersten Schritt, zunächst adäquate Aktivitäten zu erarbeiten. Tabelle 14 zeigt ein schrittweises Vorgehen zur Erarbeitung von Erholungsaktivitäten auf.

Tabelle 14: Schrittweise Erarbeitung von Erholungsaktivitäten

Schritt	Inhaltlicher Fokus
Schritt 1	Psychoedukation zu Erholung und den Phasen des Erholungsprozesses sowie möglicher Störeinflüsse (z. B. Handy).
Schritt 2	Definition von individuellen Zielen, die mit Erholung verbunden sind (Was klappt gut? Was wird gebraucht?). Möglicherweise kann hier an eine vorliegende Verhaltensanalyse angeknüpft werden.
Schritt 3	Schriftliche Sammlung von Ideen zu erholsamen und entspannenden Aktivitäten für jede der drei Phasen im Erholungsprozess (Distanzierung, Regeneration, Orientierung). Der Therapeut kann die Liste entsprechend mit dem Patienten ergänzen.
Schritt 4	Bewertung der Möglichkeiten im Hinblick auf Machbarkeit und Wirksamkeit durch den Patienten (z. B. durch farbliche Markierung).
Schritt 5	Auswahl von 1 bis 2 Aktivitäten, deren Umsetzung erprobt wird (z. B. als Hausaufgabe). Mögliche antizipierte Barrieren sind vorab zu identifizieren und zu reduzieren.
Schritt 6	Bewertung der Umsetzung.

Im Rahmen von depressiven Entwicklungen und bei erhöhter Grübelneigung sollte vor allem die Distanzierung von belastenden Alltagsereignissen („Abschalten") bearbeitet werden. Neben kognitiven Techniken der klassischen Depressionsbehandlung (u. a. Gedankenstopp, kognitive Umstrukturierung) können hierbei auch verhaltensnahe Techniken zum Einsatz kommen. Therapeutisch hilfreich sind dabei vor allem das strukturierte Erarbeiten eines entsprechenden Plans und die gezielte Überwachung positiver Konsequenzen. Gerade das Abschalten von der Arbeit wird von vielen Patienten mit stressassoziierter Symptomatik als problematisch berichtet, daher werden in Tabelle 15 Beispiele für konkrete Verhaltensweisen zur Distanzierung vorgestellt. Die Inhalte aus dem beruflichen Kontext können auch auf andere Lebensbereiche übertragen werden.

Tabelle 15: Verhaltensnahe Unterstützung zur Distanzierung bei der Beendigung der Arbeit

Beenden der Tätigkeit	– Nicht erledigte Aktivitäten schriftlich erfassen – Ritualisiertes Aufräumen des Arbeitsplatzes – Gezielte Wahrnehmungslenkung: Was hat heute gut geklappt? Was habe ich heute geschafft?
Weg zwischen Arbeit und Zuhause	– Türe abschließen/Gebäude verlassen als symbolischer Akt (z. B. verbunden mit einer Atemübung) – Körperliche Aktivität (z. B. eine Busstation später einsteigen, Fahrradfahren) – Unterbrechen des Heimwegs für eine angenehme Aktivität – Gezielte Wahrnehmungslenkung auf sinnliche Eindrücke (Was höre ich, was rieche ich, was sehe ich, was fühle ich?) – Kurze Erledigungen mit dem Arbeitsweg nach Hause verbinden
Ankommen zu Hause	– Kleidungswechsel – Tee-/Kaffeeritual – Positive Selbstinstruktion

Darüber hinaus können Patienten weitere Erholungs- und Entspannungsverfahren trainieren. Ergänzend zu einer kognitiv-verhaltenstherapeutischen Behandlung sind palliativ-regenerative Kursangebote zu empfehlen (u. a. Yoga, autogenes Training, Mindfulness-Based Stress Reduction).

4.6.5 Modul 5 – Einfluss auf die Belastungssituation: Aufbau stressreduzierender Fertigkeiten

Der Aufbau stressreduzierender Fertigkeiten im Umgang mit belastenden Situationen ist Bestandteil der meisten evaluierten Stressbewältigungstrainings. Die Interventionen dienen dazu, solche Fertigkeiten aufzubauen bzw. zu erweitern, mit denen belastende Elemente der stressauslösenden Situation direkt beeinflusst werden können. Drei etablierte Fertigkeiten sollen im Folgenden vorgestellt werden: soziale Kompetenzen, Arbeitsorganisation und Zeitmanagement sowie systematisches Problemlösen.

Soziale Kompetenzen, Arbeitsorganisation und Problemlösen zur Beeinflussung der Belastungssituation

4.6.5.1 Soziale Kompetenzen

Der Zusammenhang von sozialen Situationen und Stress ist vielfältig. Der heutige Alltag ist geprägt von Situationen mit hohen psychosozialen Anforderungen, die von vielen Menschen als belastend erlebt werden. Auch ohne soziale Konflikte oder Auftritts- und Prüfungssituationen können verschiedene soziale Situationen als Stressoren angesehen werden. Umgekehrt bergen soziale Situationen auch Stresspuffer, da sozialer Unterstützung auf verschiedenen Pfaden stressreduzierende Wirkung zukommt (vgl. Kapitel 2.6.1).

Kompetenzen in sozialen Situationen sind somit nicht nur bedeutsam, um bei hohen Anforderungen handlungsfähig zu bleiben, sondern sie sind auch relevant, um aktiv ein soziales Netz zu etablieren und aufrechtzuerhalten, welches bei Belastungen als Stresspuffer dient.

Soziale Kompetenzen können dabei nach verschiedenen Typen unterteilt werden (vgl. Hinsch & Pfingsten, 2007):
- *Typ R (Recht):* Eigene Rechte und berechtigte Interessen in Anspruch nehmen und durchsetzen, Forderungen stellen, unberechtigte Forderungen anderer ablehnen.
- *Typ B (Beziehung):* Gefühle, Bedürfnisse und Wünsche einbringen, Umgang mit Kritik, Kompromisse finden.
- *Typ K (Kontakt):* Kontakt aufnehmen und gestalten, Menschen für sich gewinnen, um Sympathie werben.

Hohes Stressniveau kann Performanz sozialer Kompetenzen mindern

Die Ausprägung der Kompetenzen hängt von Kenntnis und Übung der grundlegenden Fertigkeiten ab. Die Performanz in sozialen Situationen kann jedoch auch durch ein hohes Stressniveau beeinflusst werden. Bei einigen Patienten liegt nicht unbedingt ein Defizit auf der Ebene sozialer Kompetenzen vor, sondern anspannungsbedingt hemmen affektive oder kognitive Interferenzen selbstbewusstes soziales Verhalten; es werden vermehrt unsicher-zurückhaltende oder gereizt-aggressive Verhaltensweisen gezeigt. Als förderlich für die Performanz erwiesen sich Rollenspiele mit Videoanalysen in der geschützten therapeutischen Situation und möglichst frühzeitig auch Verhaltensexperimente, bei denen Patienten sich in ihrem alltäglichen Umfeld erproben können. Im Sinne eines gestuften Vorgehens empfiehlt sich auf einer Schwierigkeitshierarchie zuerst die Auswahl von mittelschweren Situationen.

Etablierte Stresstrainings betonen im Bereich sozialer Kompetenzen vor allem den Ausbau sozialer Unterstützung und damit den Aufbau von protektiven sozialen Ressourcen (vgl. Tabelle 16). Damit steht eine langfris-

Tabelle 16: Arten sozialer Unterstützung

Unterstützung durch die Reduzierung der Belastung	– Emotionale Unterstützung (Zuhören, Zuneigung, Verständnis) – Praktische Hilfe (Mitarbeit, finanzielle Unterstützung, Versorgung) – Informative Hilfe (Beratung, Informationen, Hinweise) – Bewertende Unterstützung (Wertschätzung, Anerkennung)
Unterstützung durch die Förderung gesundheitsförderlicher Verhaltensweisen und den Aufbau von Ressourcen	– Aufforderung zu gemeinsamen angenehmen Aktivitäten – Aktivierung zu gemeinsamen sportlichen Aktivitäten – Gemeinsame Reduktion dysfunktionaler Verhaltensweisen (Rauchen, Trinken)

tige Entwicklungsperspektive im Vordergrund. Die Ansatzpunkte variieren hierbei sehr breit und beinhalten die Themenfelder: Optimierung des sozialen Netzes, Realisierung von Kontaktwünschen, Gestaltung sozialer Beziehungen sowie Wissensvermittlung zu unterschiedlichen Arten sozialer Unterstützung (vgl. u. a. Müller & Kröger, 2013; Reschke & Schröder, 2010).

4.6.5.2 Arbeitsorganisation und Zeitmanagement

Ein weiterer Bereich, bei dem instrumentelle Fertigkeiten einen wesentlichen Einfluss auf das Stresserleben haben, sind Techniken der Arbeitsorganisation und des Zeitmanagements. Allerdings zeigt eine kritische Literaturanalyse, dass diese Themenfelder zwar sehr oft aufgegriffen und empfohlen werden, ihre Wirksamkeit empirisch jedoch fragwürdig ist (vgl. hierzu u. a. Klein, König & Kleinmann, 2003). Gleichzeitig können jedoch modellhafte Darstellungen die grundsätzliche Problematik erläutern und hilfreiche Anregungen liefern.

Während traditionelle Ansätze des Zeitmanagements vor allem auf Terminplanung und Priorisierungen der extern vorgegeben Aufgaben fokussieren, zeigt sich beim Ansatz von Covey, Merill und Merill (2007) eine Betonung und stärkere Fokussierung auf persönlich relevante Themen. Diese gedankliche Wendung ermöglicht es bei Personen mit hohen Belastungen und stressassoziierter Symptomatik – die in vielen Fällen Erfah-

Wer immer nur das Wichtige und Dringende bearbeitet, dem bleiben weder Zeit noch Muße für das Wesentliche

	dringend	nicht dringend
wichtig	– Krisen – drängende Probleme – Projekte, Besprechungen, Vorbereitungen mit Zeitlimit I	– Vorbereitung – Vorbeugung – Werteklärung – Planung – Beziehungsarbeit – echte Erholung – Förderung der Selbstverantwortung II
nicht wichtig	– Unterbrechungen, einige Anrufe – manche Post – einige Meetings – viele anstrengende, drängende Angelegenheiten – viele beliebte Tätigkeiten III	– Triviales, Geschäftigkeit – irrelevante Post – manche Anrufe – zeitverschwendende Beschäftigungen – Fluchtaktivitäten – übermäßiges Fernsehen IV

Abbildung 17: Die vier Quadranten der Zeitmanagementmatrix (Covey et al., 2007)

rung mit Zeitmanagement-Systemen haben – eine neue Sichtweise. Im Vergleich zu extern vorgegebenen „wichtigen" und „dringenden" Aufgaben wird dem „Wesentlichen" im Sinne von Themen mit persönlicher Bedeutung ein zentraler Platz gegeben (vgl. Abbildung 17, Quadrant II: persönlich wichtig, aber nicht dringend). Gerade bei der Erfüllung dauerhaft hoher Anforderungen werden diese Aktivitäten oftmals aus Zeitmangel gestrichen. Wobei der Wegfall sinnstiftender Aktivitäten zu weiteren Belastungen führt und damit zur Verschärfung der Stressproblematik beiträgt. Daher wird diesem Ansatz des Zeitmanagement eine praktische Relevanz im therapeutischen Geschehen beigemessen.

4.6.5.3 Systematisches Problemlösen und Problemlösetrainings

Ein drittes Themenfeld zur Stärkung instrumenteller Fertigkeiten ist das Problemlösetraining in der Tradition von D'Zurilla und Goldfried (1971). Diese Standardmethode der kognitiven Verhaltenstherapie ist wichtiger Bestandteil einer Vielzahl von Stressbewältigungstrainings. Ziel ist es, dass Patienten einen strukturierten kognitiv-behavioralen Prozess zum systematischen Umgang mit problematischen Situationen erlernen. Zur Problemlösung werden dabei Reaktionsmöglichkeiten identifiziert und die Wahrscheinlichkeit erhöht, dass eine effektive Reaktionsalternative umgesetzt wird.

Die Bearbeitung einer problematischen Situation wird dabei beispielhaft erarbeitet und auf verschiedene weitere Situationen generalisiert. Die Struktur eines Problemlösetrainings, das an den Schritten einer systematischen Problemlösung angelehnt ist, wird in Tabelle 17 dargestellt.

Tabelle 17: Ablauf einer systematischen Problemlösung

Schritt	Inhaltlicher Fokus
Schritt 1	Identifikation der problematischen Situation.
Schritt 2	Beschreibung des damit verbundenen persönlichen Problems.
Schritt 3	Definition eines individuellen (stressreduzierten) Zielzustands.
Schritt 4	Sammeln bzw. Erarbeiten von kognitiv-behavioralen Reaktionsmöglichkeiten, die potenziell die Erreichung des Zielzustands ermöglichen.
Schritt 5	Bewertung der Alternativen und Auswahl einer Lösung.
Schritt 6	Planung einer konkreten Handlungsoption zur Annäherung an die Lösung.
Schritt 7	Umsetzung der geplanten Handlungsoption.
Schritt 8	Überprüfung des Erfolgs der Maßnahme und Bewertung der Problemlösung.

Der Prozess kann mehrfach durchlaufen werden, bis die Veränderung dem erwünschten Zustand entspricht. Dabei kann entweder aus den vorhandenen Reaktionsmöglichkeiten (Schritt 5) eine andere ausgewählt und umgesetzt werden, es können andere Personen hinzugezogen werden, die in die Sammlung von Reaktionsmöglichkeiten einbezogen werden (Schritt 4) oder die Beschreibung des Problems (Schritt 2) bzw. des Zielzustands (Schritt 3) verändern sich.

4.6.6 Modul 6 – Stress beginnt beim Denken: Kognitive Umstrukturierung

Ausgehend vom transaktionalen Stressmodell (Lazarus & Folkman, 1984) kann Stress durch kognitives Training verändert werden. Chronischer Stress tritt dann auf, wenn im Rahmen der sekundären Bewertung die Bewältigungsfähigkeiten und -möglichkeiten dauerhaft als nicht ausreichend angesehen werden. Es kommt dann zu keiner entlastenden Neubewertung der belastenden Situation. Dies wiederum führt zu einer anhaltenden Nicht-Anpassung von Person und Umwelt, was negative Befindlichkeit, Beeinträchtigung der Leistungsfähigkeit und geringen Selbstwert nach sich zieht.

Kognitive Trainings zielen darauf ab, die Bewertungsmuster zu beeinflussen und positiv zu verändern. Voraussetzung für erfolgreiche kognitive Interventionen bei Stress ist, dass keine Verhaltensdefizite vorliegen und die Patienten behaviorale Anforderungen selbstständig erfüllen können (u. a. Informationssuche, Aktionsplanung von Verhaltensexperimenten, soziale Fertigkeiten).

Meichenbaum (2012) formuliert unter dem Gesichtspunkt der Stressbehandlung die prinzipiellen Regeln der kognitiven Therapie wie folgt:

Stressimpfungstraining nach Meichenbaum

1. Diagnostizieren Sie die Gedanken, Gefühle und Bewertungen der belastenden Ereignisse.
2. Sammeln Sie zusammen mit dem Klienten Beweise für oder gegen seine Stressbewertungen.
3. Lassen Sie den Klienten persönliche Experimente, z. B. in Form von Hausaufgaben, durchführen, um die Validität seiner Stressbewertung zu testen.

Ziel ist dabei, dass innere Dialoge, die in der Regel automatisiert ablaufen, bewusst gemacht und dadurch auch verändert werden können. Im Sinne einer situationsspezifischen Bewältigung geht es dabei nicht darum, die „eine" beste Bewältigungsstrategie zu finden, sondern um die Entwicklung eines Repertoires unterschiedlicher Strategien, um Patienten in die Lage zu versetzen, flexibel aus einer Fülle von Bewältigungsoptionen die passende auszuwählen. Das schrittweise Vorgehen in den drei Phasen wird in Tabelle 18 erläutert.

Tabelle 18: Schrittweises Vorgehen im Stressimpfungstraining nach Meichenbaum

Phase	Inhalte der Phase
Informationsphase	– Therapeutische Beziehung – Diagnostik – Reformulierung des Stressgeschehens
Lern-/Übungsphase	– Entspannungstraining – Kognitive Strategien – Problemlösungstraining – Selbstinstruktionstraining
Anwendungs- und Posttrainingsphase	– Vorstellungsübungen – Verhaltensübungen, Rollenspiele und Modelllernen – Abgestufe Reizkonfrontation in der Realität – Rückfallprävention

Rational-emotive Therapie gegen Stress

Ein zweites kognitiv orientiertes Training gegen Stress basiert auf der rational-emotiven Therapie nach Ellis und wird von Schelp, Gravemeier und Maluck (1997) näher erläutert. Im Vordergrund steht die Bearbeitung irrationaler Bewertungen, die zu negativen und belastenden Emotionen, Verhaltensweisen oder Körperreaktionen führen (vgl. Tabelle 19).

Tabelle 19: Beispiele zentraler irrationaler Bewertungen der rational-emotiven Therapie (in Anlehnung an Schelp et al., 1997)

Kategorie der irrationalen Bewertungen	Beispiele
Muss-Denken	Übersteigern von Vorlieben, Wünschen in absoluten Bedürfnissen und Forderungen (z. B. „Ich muss unbedingt …", „Die anderen müssen unbedingt …", „Die Umstände müssen sich verändern", „Du darfst keinesfalls …").
Globale negative Selbstbewertung und globale negative Fremdbewertung	Feindseligkeit gegen sich selbst (z. B. im Sinne von Selbsterniedrigung) und gegenüber anderen (z. B. Abwertungen).
Niedrige Frustrationstoleranz	„Ich kann es nicht ertragen, wenn …" oder „Ich kann nicht aushalten, dass …", woraus sich dysfunktionales Bewältigungsverhalten entwickeln kann.
Katastrophendenken	Im Sinne einer Verzerrung der Bedeutsamkeit eines Ereignisses oder des Ausmaßes von Ereignissen („Es ist absolut fürchterlich, wenn …").

Die Beeinflussung des Stressgeschehens erfolgt über die Veränderung der irrationalen Bewertungen. Hierzu werden das A-B-C-Modell der rational-emotiven Therapie genutzt und bewährte Techniken zur Disputation dieser Bewertungen eingesetzt. Hierzu zählen:

84

- Auseinandersetzung mit der Logik, Beweisbarkeit und Zweckmäßigkeit der Bewertungen.
- Vorstellungsübungen, Bibliotherapie, kognitive Hausaufgaben.
- Emotive Disputationstechniken, wie Rollenspiele, Modelllernen, Selbstaussagen, rational-emotive Imaginations- und Schambekämpfungsübungen, Einsatz von Humor und Übertreibung.
- Techniken auf der Verhaltensebene, wie Aufbau von Verhaltensfertigkeiten, operante Konditionierungsverfahren, Selbstkontrolltechniken.

Als dritter Bereich kognitiv orientierter Interventionen gegen Stress sind positive Selbstinstruktionen zu nennen. Entgegen der populären Vorstellung eines „positiven Denkens" soll es bei positiven Selbstinstruktionen bzw. Selbstermunterungen darum gehen, einen wahren, jedoch belastenden Gedanken durch einen anderen ebenfalls wahren Gedanken zu ersetzen, der in einer belastenden Situation als hilfreich erlebt wird (vgl. Tabelle 20).

Erarbeiten positiver Selbstinstruktionen

Tabelle 20: Stressreduzierende innere Dialoge mit positiven Selbstinstruktionen

Beispiele stressförderlicher Selbstinstruktionen	Beispiele positiver Selbstinstruktionen
„Das wird furchtbar."	„Ich lasse es erst einmal auf mich zukommen und nehme die Herausforderung an."
„Das war die reinste Tortur."	„Gut, dass ich diese anstrengende Aufgabe direkt hinter mich gebracht habe."
„Das kostet mich den letzten Nerv."	„Da brauche ich meine ganze Geduld" oder „Das ist jetzt mal ein Training für meine Geduld."
„Da werde ich sofort ausrasten."	„Erst mal tief durchatmen und dann weitersehen."

4.6.7 Modul 7 – Positive Erlebnisse: Euthyme Aktivitäten und Genusstraining

Der Fokus auf positive Erlebnisse, die Durchführung angenehmer Aktivitäten und das Training von Genuss sind weitere Wege, um Belastungen auszugleichen, Stresserleben entgegenzuwirken und die langfristige Belastbarkeit zu erhöhen.

Dieser Zusammenhang ist Personen mit stressassoziierten Symptomen in Zeiten hoher Belastungen häufig eher fremd. In vielen Fällen wurden von ihnen positive Erlebnisse über längere Zeit vernachlässigt, um die gesamte Energie in die Bewältigung einer belastenden und kräftezehrenden Aufgabe, eines unlösbaren Konflikts oder einer überfordernden Tätigkeit zu investieren. Es wird dann nicht mehr als sinnvoll angesehen, die knappe Zeit mit „unnützen", angenehmen Tätigkeiten zu vergeuden.

Bei hohen Belastungen sinkt der Glaube an die Wirksamkeit positiver Erlebnisse

Das Aufschieben positiver Erlebnisse ist zwar eine angemessene Strategie, um kurzfristige Belastungsspitzen zu bewältigen; mittel- und langfristig fördert dies jedoch das Stresserleben und kann negative Entwicklungen begünstigen. Lebensphasen mit einem erhöhten Risiko für stressbedingte Probleme durch fehlenden positiven Ausgleich sind daher oftmals Übergangssituationen, in denen kurzfristig Zeitdruck und Überforderung in Kauf genommen werden. Hierzu zählen berufliche Beförderungen oder Projektabschlussarbeiten genauso wie die Pflege von Angehörigen oder Weiterbildungen und Prüfungsphasen. Meist sind die tatsächliche Intensität sowie die Dauer der Belastungsphase nicht abzuschätzen. Das „Durchhalten-Müssen" wird als fremdbestimmter Druck erlebt, dem sich die Personen ausgeliefert fühlen.

> **Merke: Positive Erlebnisse**
>
> Positive Erlebnisse werden gerade dann zur gezielten Erholung benötigt, wenn die Belastung zunimmt oder bereits ein hohes Stressniveau vorhanden ist, und solange hohe Anforderungen zu erfüllen sind. Dabei können diese Erlebnisse nicht auf die Zeit danach verschoben werden.

Für die therapeutische Arbeit mit positiven Erlebnissen sind die Grundsätze euthymer Therapie zu beachten. Diese finden sich unter anderem in den Regeln des Genießens.

> ### Regeln des Genießens (nach Koppenhöfer, 2004)
>
> - *Genuss braucht Zeit:* Um einen positiven emotionalen Zustand zu erreichen, vergeht Zeit.
> - *Genuss sich selbst erlauben:* Genussfeindliche Grundhaltungen sind weit verbreitet und durch Erziehung/Sozialisation mitbegründet.
> - *Genuss geht nicht nebenbei:* Die Aufmerksamkeit muss auf den genussförderlichen Reiz gelenkt werden, andere Wahrnehmungen gilt es gezielt auszublenden.
> - *Genuss ist individuell:* Geschmack und Vorlieben sind verschieden.
> - *Weniger ist mehr:* Wer gesättigt ist, kann nicht mehr genießen.
> - *Ohne Erfahrung kein Genuss:* Genussfähigkeit verbessert sich durch Übung und Schulung.
> - *Genuss ist alltäglich:* Genuss ist jederzeit und überall möglich.

Wiederentdecken positiver Aktivitäten

Eine Möglichkeit, Patienten trotz hoher Belastungen zu positiven Aktivitäten zu motivieren ist es, nach Aktivitäten zu forschen, die in früheren Lebensphasen als erholsam, genussvoll und lebensbereichernd erlebt worden sind.

In einem ersten Schritt können hierzu Listen mit potenziell positiven Aktivitäten eingesetzt werden. Die Patienten werden aufgefordert, für eine „Lebensphase vor dem Stress" und für die aktuelle Stressphase angenehme Aktivitäten auszuwählen und dann deren jeweilige Häufigkeit anzugeben. Der zweite Schritt besteht darin, vernachlässigte Aktivitäten in den aktuellen Wochenplan zu integrieren.

Welche Aktivitäten waren vor der Zeit mit hohen Belastungen angenehm?

Die Umsetzung der positiven Aktivitäten wird wahrscheinlicher, wenn Patienten nicht nur die Absicht zur positiven Aktivität bilden können, sondern auch in der Lage sind, deren Durchführung gegen Störfaktoren abzuschirmen. Gerade in stark als fremdbestimmt erlebten Zeiten ist es für die Patienten hilfreich, zum Aufbau des Verhaltens anfangs Unterstützung für die konkrete Planung zu erhalten. Andersfalls besteht die Gefahr, dass Patienten die Umsetzung glaubhaft als „unproblematisch" abtun, gleichzeitig jedoch den mit der Organisation verbundenen Aufwand als überfordernd erleben.

Positive Aktivitäten gegen Störfaktoren abschirmen

Unterstützungsbedarf bei der Umsetzung positiver Aktivitäten in Zeiten mit hoher Belastung

- Festlegen von Tag und Uhrzeit sowie Berücksichtigung des Zeitbedarfs zur Vor- und Nachbereitung.
- Identifizieren und Kontaktieren von Personen, die bei der Vorbereitung und Durchführung unterstützen oder sogar mitmachen.
- Abschätzung von Risikofaktoren, die eine Durchführung verhindern können, und frühzeitige Entwicklung von Gegenmaßnahmen.
- Möglichkeiten zur Etablierung eines wöchentlichen Rhythmus.

4.6.8 Weitere Ansätze

Während die beschriebenen Behandlungsmodule eng an verfügbare Stressbewältigungstrainings angelehnt sind, können eine Reihe weiterer Methoden und Verfahren ebenfalls eine positive Auswirkung auf Stresserleben und stressassoziierte Symptomatik haben.

Mit direktem Fokus auf die autonome Stressreaktion und Lernprozesse zur Verbesserung körperlicher Funktionen zeigt eine Behandlung mit Biofeedback positive Effekte insbesondere bei Patienten mit reduzierter Interozeptionsfähigkeit. Der Patient lernt, die grafisch oder auditiv aufbereitete Rückmeldung zu beeinflussen und auf diese Weise seine Entspannungsreaktion zu steuern (vgl. Rief & Birbaumer, 2011).

Biofeedback

Der spezifische Fokus auf die Stärkung psychologischer Ressourcen, wie u. a. Selbstwirksamkeit und Optimismus, kann durch Resilienztrainings

Resilienztrainings

gefördert werden. Dieser Ansatz ist vor allem bei Kindern und Jugendlichen etabliert und wird zunehmen bei Erwachsenen eingesetzt (vgl. Fröhlich-Gildhoff & Rönnau-Böse, 2011; Mourlane, 2012).

Training emotionaler Kompetenzen

Ein spezifisches Training, das sich auch mit hoher Anspannung beschäftigt ist das „Training emotionaler Kompetenz" nach Berking (2008). Stress und negative emotionale Zustände werden dabei durch eine Kombination von Entspannungsübungen und kognitiven Übungen zum Emotionsmanagement bearbeitet.

4.7 Probleme bei der Behandlung

Ein weit gefasstes Verständnis der Behandlung einer stressassoziierten Symptomatik umfasst unterschiedliche Problemstellungen, die bereits bei der Therapieplanung berücksichtigt werden sollten.

Behandlungsmotivation

Einige Patienten mit stressassoziierter Symptomatik zeigen sich sehr engagiert und hoch motiviert, um möglichst schnell wieder ihren früheren Leistungsstand zu erreichen. Trotz erheblicher Einschränkungen wird die erforderliche Behandlungsdauer (z. B. Langzeittherapie mit wöchentlichen Sitzungen über etwa ein Jahr hinweg) als unerträglich lange empfunden.

Achtung vor Rückfall in den „alten Trott"

Diese Patienten suchen meist nach schnellen Lösungen, um baldmöglichst wieder fit genug zu sein, um den „alten Trott" weiterzuführen. Gelingt dies nicht, kann eine Phase der Orientierungslosigkeit auftreten, da die bisherigen Ziele trotz Anstrengung und Unterstützung nicht erreicht werden. Als Teil der Auftragsklärung und Zielsetzung empfehlen wir zu Beginn bereits eine transparente Besprechung der Intensität und Dauer der Behandlung sowie die Klärung der Offenheit für neue Wege. Eine früh-

Klärung der Offenheit für neue Wege

zeitige Zielformulierung sollte mit dem Patienten auf ihre Stimmigkeit hin überprüft werden, da das einer Krise innewohnende Wachstums- und Entwicklungspotenzial durch zu konkrete und starre Ziele nicht voll ausgeschöpft wird. Andere Patienten begreifen ihre stressbedingte Symptomatik als Information, um sich mit sich selbst sowie den eigenen Zielen und Werten auseinanderzusetzen. Koch et al. (2006) haben in ihr stationäres Programm ein Modul zur „beruflichen (Neu-)orientierung" aufgenommen, was im beruflichen Lebensbereich den Weg für eine bewusste Entscheidung in die bestehenden Strukturen oder für eine neue Orientierung eröffnet.

Behandlungssetting

Die Behandlung einer stressassoziierten Symptomatik findet vielfach an der Schnittstelle von Psychotherapie, Gesundheitsprävention und Coaching statt. Hier gilt es frühzeitig die Rahmenbedingungen zu klären, unter denen eine Intervention angeboten und durchgeführt werden soll. Im Bereich der

Stressprävention besteht die Möglichkeit, Trainingsprogramme zur Stress-bewältigung als Präventionsmaßnahme bei Krankenkassen anerkennen zu lassen und eine anteilige Kostenübernahme nach § 20 SGB V zu ermögli-chen. Einzelne Patienten möchten die Behandlungskosten im Sinne eines Gesundheitscoachings selbst tragen, auch wenn eine Kostenübernahme möglich wäre.

Körperliche Erkrankungen können eine stressassoziierte Symptomatik be-gleiten (vgl. Kapitel 1.5). In manchen Fällen führt erst die Absenkung des Stressniveaus und vermehrte Bewegung (u. a. Schwimmen, Joggen, Rad-fahren) dazu, dass längere Zeit unbehandelte körperliche Beschwerden wie-der oder zusätzliche Beschwerden auftreten (u. a. Rückenleiden). Umge-kehrt kann eine medikamentöse Behandlung körperlicher Erkrankungen zu weiteren Schwankungen der Belastbarkeit führen. Die Berücksichtigung körperlicher Beschwerden ist daher bei Patienten mit stressbedingter Sym-ptomatik besonders wichtig.

Komorbide körperliche Erkrankungen

4.8   Effektivität und Prognose

Die empirische Überprüfung der Wirksamkeit von stressbezogenen Inter-ventionen basiert vor allem auf Studien, in denen umfassende Trainingspro-gramme zur Stressbewältigung evaluiert wurden. Welche einzelnen Kom-ponenten eines Trainings zur Wirksamkeit beitragen, bleibt unklar. Auf der Ebene einzelner Techniken, im Sinne von „Tipps gegen Stress" liegen zwar zahlreiche Ratgeber vor, jedoch keine empirischen Belege. Kaluza (1996) kommt in seiner Metaanalyse zum Ergebnis, dass kognitiv orientierte Grup-pentrainings zur Verbesserung der Stressmanagement-Kompetenzen einen positiven Einfluss auf das Stresserleben und das Wohlbefinden von belas-teten, aber gesunden Personen haben. Zudem konnte auch bei psychischen Erkrankungen, die mit einer erhöhten stressassoziierten Symptomatik ein-hergehen, die Wirksamkeit von Stressbewältigungsverfahren nachgewiesen werden (u. a. Chambless & Ollendick, 2001).

Umfassende Trainingspro-gramme sind wirksam

Psychotherapeutische Interventionen gegen Stress werden in unterschied-lichen Behandlungssettings durchgeführt. Im Bereich der nicht klinischen und subklinischen Symptomatik sind *Gruppenangebote* zur Stresspräven-tion sowohl in Kliniken als auch in psychotherapeutischen Praxen weit verbreitet. Vor allem für kognitive und kognitiv-behaviorale Trainings konnte in Metaanalysen eine effektive Verbesserung von Stresserleben, Erschöpfung und subjektiver Belastungswahrnehmung gezeigt werden, die mit mittleren bis hohen Effektstärken deutlich über die Wirksamkeit von reinen Entspannungstrainings hinausgeht (vgl. Richardson & Roth-stein, 2008).

5   Fazit

Die inadäquate Bewältigung akuter Stressepisoden und dauerhaft hoher Anforderungen kann zu einer stressassoziierten Symptomatik führen. Anders als bei einer akuten Stressreaktion, die nur von kurzer Dauer ist, liegt einer stressassoziierten Symptomatik i. d. R. ein andauerndes Missverhältnis von Belastungsfaktoren und Ressourcen zugrunde, das zu psychischen und/oder somatischen Beschwerden führt.

Eine stressassoziierte Symptomatik kann das Auftreten einer psychischen Erkrankung verursachen, auslösen oder als aufrechterhaltender Faktor wirksam sein. Diagnostisch wichtig ist es, abzuklären, inwiefern eine psychische Störung vorliegt und welche diagnostischen Verfahren notwendig sind, um eine individuelle Behandlung zu planen. Bei subklinischer Belastung kann eine Verbesserung der Stressbewältigung als präventive Maßnahme indiziert sein.

Für ein Verständnis von Stress und den damit einhergehenden körperlichen, psychischen und physiologischen Veränderungen ist die Vermittlung eines adäquaten Stressmodells notwendig. Der Besonderheit einer stressassoziierten Symptomatik wird ein modularer Behandlungsansatz gerecht, der sowohl die kurzfristige als auch die langfristige Stressbewältigung verbessert. Hierbei ist vor allem auf die Schulung der Selbstbeobachtung, die Verbesserung des Erholungsverhaltens und die Veränderung stressförderlicher Kognitionen zu achten.

Bei Vorliegen einer Störung in Verbindung mit einer stressassoziierten Symptomatik kann die Verbesserung von Kompetenzen der Stressbewältigung in einen Gesamtbehandlungsplan integriert werden. Die Behandlung der Primärstörung (und ggf. komorbider Erkrankungen) wird dabei spezifisch mit Modulen der Stressbewältigung ergänzt.

6   Weiterführende Literatur

Kaluza, G. (2011). *Stressbewältigung: Trainingsmanual zur psychologischen Gesundheitsförderung* (2. Aufl.). Berlin: Springer. http://doi.org/10.1007/978-3-642-13720-4
Meichenbaum, D. (2012). *Intervention bei Stress: Anwendung und Wirkung des Stressimpfungstrainings.* (3. Aufl.). Bern: Huber.
Wagner-Link, A. (2010). *Verhaltenstraining zur Stressbewältigung: Arbeitsbuch für Therapeuten und Trainer.* Stuttgart: Klett-Cotta.

7   Literatur

Allmer, H. (1996). *Erholung und Gesundheit: Grundlagen, Ergebnisse und Maßnahmen.* Göttingen: Hogrefe.

Baer, R. A. (2003). Mindfulness training as a clinical intervention: A conceptual and empirical review. *Clinical Psychology: Science & Practice, 10,* 125–143. http://doi.org/10.1093/clipsy.bpg015

Bandura, A. (1977). Self-efficacy: toward a unifying theory of behavioral change. *Psychological Reviews, 84,* 191–215. http://doi.org/10.1037/0033-295X.84.2.191

Barmer GEK (2011). *Gesundheitsreport 2011. Beruf und Pflege.* Wuppertal: Barmer GEK.

Bartling, G., Echelmeyer, L. & Engberding, M. (1998). *Problemanalyse im therapeutischen Prozeß* (4. Aufl.). Stuttgart: Kohlhammer.

Becker, E. S. & Hoyer, J. (2005). *Generalisierte Angststörung.* Göttingen: Hogrefe.

Bengel, J. & Hubert, S. (2010). *Anpassungsstörung und Akute Belastungsreaktion.* Göttingen: Hogrefe.

Berking, M. (2008). *Training emotionaler Kompetenz* (2., aktualisierte Aufl.). Berlin: Springer.

Berking, M. & Känel, M. von (2007). Achtsamkeitstraining als psychotherapeutische Interventionsmethode: Konzeptklärung, klinische Anwendung und aktuelle empirische Befundlage. *Psychotherapie Psychosomatik Medizinische Psychologie, 57,* 170–177. http://doi.org/10.1055/s-2006-951956

Beyer, A. & Lohaus, A. (2006). *Stressbewältigung im Jugendalter: Ein Trainingsprogramm.* Göttingen: Hogrefe.

Bodenmann, G. (2000). *Kompetenzen für die Partnerschaft: Freiburger Stresspräventionstraining für Paare.* Göttingen: Hogrefe.

Bodenmann, G. (2008). *Dyadisches Coping Inventar (DCI). Manual.* Bern: Huber.

Bolger, N., Zuckerman, A. & Kessler, R. C. (2000). Invisible support and adjustment to stress. *Journal of Personality and Social Psychology, 79,* 953–961. http://doi.org/10.1037/0022-3514.79.6.953

Buske-Kirschbaum, A., Jobst, S., Wustmans, A., Kirschbaum, C., Rauh, W. & Hellhammer, D. (1997). Attenuated free cortisol response to psychosocial stress in children with atopic dermatitis. *Psychosomatic Medicine, 59,* 419–426. http://doi.org/10.1097/00006842-199707000-00012

Carlson, C. R. & Hoyle, R. H. (1993). Efficacy of abbreviated progressive muscle relaxation training: a quantitative review of behavioral medicine research. *Journal of Consulting and Clinical Psychology, 61,* 1059–1067. http://doi.org/10.1037/0022-006X.61.6.1059

Carver, C. S., Pozo, C., Harris, S. D., Noriega, V., Scheier, M. F., Robinson, D. S. et al. (1993). How coping mediates the effect of optimism on distress: a study of women with early stage breast cancer. *Journal of Personality and Social Psychology, 65,* 375–390. http://dx.doi.org/10.1037/0022-3514.65.2.375

Chambless, D. L. & Ollendick, T. H. (2001). Empirically supported psychological, interventions: Controversies and evidence. *Annual Review of Psychology, 52,* 685–716. http://doi.org/10.1146/annurev.psych.52.1.685

Cohen, S. & Hoberman, H. M. (1983). Positive events and social supports as buffers of life change stress. *Journal of Applied Social Psychology, 13,* 99–125. http://doi.org/10.1111/j.1559-1816.1983.tb02325.x

Covey, S. R., Merrill, A. R. & Merill, R. R. (2007). *Der Weg zum Wesentlichen. Der Klassiker des Zeitmanagements.* Frankfurt/Main: Campus.

Dawans, B. von, Kirschbaum, C. & Heinrichs, M. (2009). Körperliche Prozesse und Gesundheit. In J. Bengel & M. Jerusalem (Hrsg.), *Handbuch der Gesundheitspsychologie und Medizinischen Psychologie* (S. 15–33). Göttingen: Hogrefe.

Dawans, B. von, Kirschbaum, C. & Heinrichs, M. (2011). The Trier Social Stress Test for Groups (TSST-G): A new research tool for controlled simultaneous social stress exposure in a group format. *Psychoneuroendocrinology, 36,* 514–522. http://doi.org/10.1016/j.psyneuen.2010.08.004

Dickerson, S. S. & Kemeny, M. E. (2004). Acute stressors and cortisol responses: a theoretical integration and synthesis of laboratory research. *Psychological Bulletin, 130,* 355–391. http://doi.org/10.1037/0033-2909.130.3.355

Ditzen, B. & Heinrichs, M. (2007). Psychobiologische Mechanismen sozialer Unterstützung. *Zeitschrift für Gesundheitspsychologie, 15,* 143–157.

Ditzen, B. & Heinrichs, M. (2014). Psychobiology of social support: the social dimension of stress buffering. *Restorative Neurology and Neuroscience, 32,* 149–162. http://doi.org/10.3233/RNN-139008

Ditzen, B., Neumann, I. D., Bodenmann, G., Dawans, B. von, Turner, R. A., Ehlert, U. et al. (2007). Effects of different kinds of couple interaction on cortisol and heart rate responses to stress in women. *Psychoneuroendocrinology, 32,* 565–574. http://doi.org/10.1016/j.psyneuen.2007.03.011

Domsch, H. & Lohaus, A. (2010). *Elternstressfragebogen (ESF). Manual.* Göttingen: Hogrefe.

Drexler, D. (2012). *Das integrierte Stressbewältigungsprogramm ISP: Manual und Materialien für Therapie und Beratung.* Stuttgart: Klett-Cotta.

D'Zurilla, T. J. & Goldfried, M. R. (1971). Problem solving and behavior modification. *Journal of Abnormal Psychology, 78,* 107–126. http://doi.org/10.1037/h0031360

Engl, J. & Thurmaier, F. (2000). *Wie redest du mit mir?: Fehler und Möglichkeiten in der Paarkommunikation.* Freiburg i. Br.: Herder.

European Agency for Safety and Health at Work (2013). *European opinion poll on occupational safety and health 2013.* Bilbao, E: European Union.

F. A. Z.-Institut und Techniker Krankenkasse (2009). *Kundenkompass Stress – Aktuelle Bevölkerungsbefragung. Ausmaß, Ursachen und Auswirkungen von Stress in Deutschland.* Frankfurt: F. A. Z.-Institut für Management-, Markt- und Medieninformationen.

Fliege, H., Rose, M., Arck, P., Levenstein, S. & Klapp, B. F. (2001). Validation of the „Perceived Stress Questionnaire" (PSQ) in a German sample. *Diagnostica, 47,* 142–152. http://doi.org/10.1026//0012-1924.47.3.142

Fliege, H., Rose, M., Arck, P., Walter, O. B., Kocalevent, R. D., Weber, C. et al. (2005). The Perceived Stress Questionnaire (PSQ) reconsidered: Validation and reference values from different clinical and healthy adult samples. *Psychosomatic Medicine, 67,* 78–88. http://doi.org/10.1097/01.psy.0000151491.80178.78

Folkman, S. & Lazarus, R. S. (1980). An analysis of coping in a middle-aged community sample. *Journal of Health and Social Behavior, 21,* 219–239. http://doi.org/10.2307/2136617

Folkman, S., Lazarus, R. S., Dunkelschetter, C., Delongis, A. & Gruen, R. J. (1986). Dynamics of a stressful encounter – cognitive appraisal, coping, and encounter outcomes. *Journal of Personality and Social Psychology, 50,* 992–1003. http://doi.org/10.1037/0022-3514.50.5.992

Franke, G. H. (2013). *Symptom-Checklist-90-Standard (SCL-90-S). Manual.* Göttingen: Hogrefe.

Fröhlich-Gildhoff, K. & Rönnau-Böse, M. (2011). *Resilienz.* München: UTB.

Fydrich, T., Sommer, G. & Brähler, E. (2007). *Fragebogen zur sozialen Unterstützung (F-SozU). Manual.* Göttingen: Hogrefe.

Gaab, J. & Ehlert, U. (2005). *Chronische Erschöpfung und Chronisches Erschöpfungssyndrom.* Göttingen: Hogrefe.

Grässel, E. & Leutbecher, M. (2001). *Häusliche-Pflege-Skala HPS. Zur Erfassung der Belastung bei betreuenden oder pflegenden Personen* (2. Aufl.). Ebersberg: Vless.

Grebner, S., Berlowitz, I., Alvarado, V. & Cassina, M. (2011). *Stress-Studie 2010. Stress bei Schweizer Erwerbstätigen. Zusammenhänge zwischen Arbeitsbedingungen, Personenmerkmalen, Befinden und Gesundheit.* Bern: Staatssekretariat für Wirtschaft (Seco).

Grossman, P., Niemann, L., Schmidt, S. & Walach, H. (2004). Mindfulness-based stress reduction and health benefits. A meta-analysis. *Journal of Psychomsomatic Research, 57,* 35–43. http://doi.org/10.1016/S0022-3999(03)00573-7

Hagemann, W. & Geuenich, K. (2009). *Burnout-Screening-Skalen (BOSS). Manual.* Göttingen: Hogrefe.

Hautzinger, M. (1998). *Depression.* Göttingen: Hogrefe.

Hautzinger, M. & Bailer, M. (1993). *Allgemeine Depressions-Skala (ADS).* Göttingen: Beltz Test GmbH.

Heidenreich, T. & Michalak, J. (2003). Achtsamkeit als Therapieprinzip in Verhaltenstherapie und Verhaltensmedizin. *Verhaltenstherapie, 13,* 264–274. http://doi.org/10.1159/000075842

Heinrichs, M., Baumgartner, T., Kirschbaum, C. & Ehlert, U. (2003). Social support and oxytocin interact to suppress cortisol and subjective responses to psychosocial stress. *Biological Psychiatry, 54,* 1389–1398. http://doi.org/10.1016/S0006-3223(03)00465-7

Heinrichs, M., Chen, F.S., Domes, G. & Kumsta, R. (2013). Social stress and social approach. In J. Armony & P. Vuilleumier (Eds.), *The Cambridge handbook of human affective neuroscience* (pp. 509–532). Cambridge: Cambridge University Press.

Heinrichs, M. & Gaab, J. (2007). Neuroendocrine mechanisms of stress and social interaction: implications for mental disorders. *Current Opinions in Psychiatry, 20,* 158–162. http://doi.org/10.1097/YCO.0b013e3280146a13

Heinrichs, M. & Kaiser, J. (2003). Messmethoden der Verhaltensmedizin – Diagnostik und Evaluation anhand psychologischer und biologischer Parameter. In U. Ehlert (Hrsg.), *Verhaltensmedizin* (S. 133–164). Berlin: Springer.

Heinrichs, M., Nater, U. & Ehlert, U. (2004). Biopsychologische Modelle. In B. Strauß, U. Berger, J. von Troschke & E. Brähler (Hrsg.), *Lehrbuch Medizinische Psychologie und Medizinische Soziologie* (S. 61–78). Göttingen: Hogrefe.

Heinrichs, M., Steiner, A. & Kirschbaum, C. (2012). Biopsychologische Grundlagen und Verhaltensgenetik. In E. Brähler & B. Strauß (Hrsg.), *Enzyklopädie der Psychologie – Medizinische Psychologie* (S. 113–150). Göttingen: Hogrefe.

Heinrichs, M., Wagner, D., Schoch, W., Soravia, L.M., Hellhammer, D.H. & Ehlert, U. (2005). Predicting posttraumatic stress symptoms from pretraumatic risk factors: a 2-year prospective follow-up study in firefighters. *American Journal of Psychiatry, 162,* 2276–2286. http://doi.org/10.1176/appi.ajp.162.12.2276

Herschbach, P., Marten-Mittag, B. & Henrich, G. (2003). Revision und psychometrische Prüfung des Fragebogens zur Belastung von Krebspatienten (FBK-R23). *Zeitschrift für Medizinische Psychologie, 12,* 1–8.

Hinsch, R. & Pfingsten, U. (2007). *Gruppentraining sozialer Kompetenzen GSK: Grundlagen, Durchführung, Anwendungsbeispiele. Mit Add-ons.* Weinheim: Beltz.

Hobson, C.J., Kamen, J., Szostek, J., Nethercut, C.M., Tiedmann, J.W. & Wojnarowicz, S. (1998). Stressful life events: A revision and update of the Social Readjustment Rating Scale. *International Journal of Stress Management, 5,* 1–23. http://doi.org/10.1023/A:1022978019315

Hofmann, E. (2012). *Progressive Muskelentspannung. Ein Trainingsprogramm* (3., korrigierte Aufl.). Göttingen: Hogrefe.

Hofmann, E. (2013). *Erfolgreiches Stressmanagement.* Göttingen: Hogrefe.

Holmes, T. H. & Rahe, R. H. (1967). The Social Readjustment Rating Scale. *Journal of Psychosomatic Research, 11,* 213–218. http://doi.org/10.1016/0022-3999(67)90010-4

Janke, W., Erdmann, G. & Kallus, W. (2002). *SVF Stressverarbeitungsfragebogen mit SVF 120 und SVR 78* (3., erweiterte Aufl.). Göttingen: Hogrefe.

Kabat-Zinn, J. (1990). *Full catastrophe living: Using the wisdom of your body and mind to face stress, pain and illness.* New York: Delacorte.

Kallus, K. W. (1995). *Erholungs-Belastungs-Fragebogen (EBF). Handanweisung.* Frankfurt/Main: Swets Test Services.

Kaluza, G. (1996). *Gelassen und sicher im Stress. Psychologisches Programm zur Gesundheitsförderung.* Berlin: Springer. http://doi.org/10.1007/978-3-662-11819-1

Kaluza, G. (2011). *Stressbewältigung. Trainingsmanual zur psychologischen Gesundheitsförderung* (2. Aufl.). Berlin: Springer. http://doi.org/10.1007/978-3-642-13720-4

Kanner, A. D., Coyne, J. C., Schaefer, C. & Lazarus, R. S. (1981). Comparison of two modes of stress measurement: daily hassles and uplifts versus major life events. *Journal of Behavioral Medicine, 4,* 1–39. http://doi.org/10.1007/BF00844845

Karasek, R. A. (1979). Job demands, job decision latitude, and mental strain: Implications for job redesign. *Administrative Science Quarterly, 24,* 285–308. http://doi.org/10.2307/2392498

Karasek, R. A. & Theorell, T. (1990). *Healthy Work: Stress, Productivity and the Reconstruction of Working Life.* New York: Basic Books.

Kiresuk, T. J. & Sherman, R. E. (1968). Goal attainment scaling: A general method for evaluating comprehensive community mental health programs. *Community Mental Health Journal, 4,* 443–453. http://doi.org/10.1007/BF01530764

Kirschbaum, C. & Heinrichs, M. (2011). Biopsychologische Grundlagen. In H. U. Wittchen & J. Hoyer (Hrsg.), *Klinische Psychologie und Psychotherapie* (S. 193–222). Berlin: Springer.

Kirschbaum, C., Klauer, T., Filipp, S. H. & Hellhammer, D. H. (1995). Sex-specific effects of social support on cortisol and subjective responses to acute psychological stress. *Psychosomatic Medicine, 57,* 23–31. http://doi.org/10.1097/00006842-199501000-00004

Kirschbaum, C., Pirke, K. M. & Hellhammer, D. H. (1993). The „Trier Social Stress Test" – a tool for investigating psychobiological stress responses in a laboratory setting. *Neuropsychobiology, 28,* 76–81. http://doi.org/10.1159/000119004

Klaperski, S., Dawans, B. von, Heinrichs, M. & Fuchs, R. (2013). Does the level of physical exercise affect physiological and psychological responses to psychosocial stress in women? *Psychology of Sport and Exercise, 14,* 266–274. http://doi.org/10.1016/j.psychsport.2012.11.003

Klaperski, S., Dawans, B. von, Heinrichs, M. & Fuchs, R. (2014). Effects of a 12-week endurance training program on the physiological response to psychosocial stress in men: a randomized controlled trial. *Journal of Behavioral Medicine,* in press. http://doi.org/10.1007/s10865-014-9562-9

Klein, S., König, C. J. & Kleinmann, M. (2003). Sind Selbstmanagement-Trainings effektiv? *Zeitschrift für Personalpsychologie, 2,* 157–168. http://doi.org/10.1026/1617-6391.2.4.157

Klein-Heßling, J. & Lohaus, A. (2012). *Stresspräventionstraining für Kinder im Grundschulalter* (3. Aufl.). Göttingen: Hogrefe.

Kobasa, S. C., Maddi, S. R., Puccetti, M. C. & Zola, M. A. (1985). Effectiveness of hardiness, exercise and social support as resources against illness. *Journal of Psychosomatic Research, 29,* 525–533. http://doi.org/10.1016/0022-3999(85)90086-8

Koch, S., Hedlund, S., Rosenthal, S. & Hillert, A. (2006). Stressbewältigung am Arbeitsplatz: Ein stationäres Gruppentherapieprogramm. *Verhaltenstherapie, 16,* 7–15. http://doi.org/10.1159/000091332

Koppenhöfer, E. (2004). *Kleine Schule des Genießens: Ein verhaltenstherapeutisch orientierter Behandlungsansatz zum Aufbau positiven Erlebens und Handelns* (5. Aufl.). Lengerich: Pabst.

Krampen, G. (1991). *Fragebogen zu Kompetenz- und Kontrollüberzeugungen (FKK). Handanweisung.* Göttingen: Hogrefe.

Krampen, G. (2012). *Autogenes Training. Ein alltagsnahes Übungsprogramm zum Erlernen der AT-Grundstufe* (3., überarb. Aufl.). Göttingen: Hogrefe.

Krohne, H. W. & Egloff, B. (1999). *Das Angstbewältigungs-Inventar (ABI). Manual.* Frankfurt/Main: Swets Test Services.

Kudielka, B. M., Hellhammer, D. H. & Wust, S. (2009). Why do we respond so differently? Reviewing determinants of human salivary cortisol responses to challenge. *Psychoneuroendocrinology, 34,* 2–18. http://doi.org/10.1016/j.psyneuen.2008.10.004

Kudielka, B. M. & Wust, S. (2010). Human models in acute and chronic stress: assessing determinants of individual hypothalamus-pituitary-adrenal axis activity and reactivity. *Stress, 13,* 1–14. http://doi.org/10.3109/10253890902874913

Lazarus, R. S. & Folkman, S. (1984). *Stress, appraisal, and coping.* New York: Springer.

Lukesch, H. & Stahl, N. (2011). *Lehrer-Angst- und Stressinventar (LASI). Manual.* Göttingen: Hogrefe.

Maier-Diewald, W., Wittchen, H. U., Hecht, H. & Werner-Eilert, K. (1983). *Die Münchner Ereignis-Liste (MEL). Anwendungsmanual.* München: Max-Planck-Institut für Psychiatrie, Klinische Psychologie und Epidemiologie.

Martin, A., Staufenbiel, T., Gaab, J., Rief, W. & Brahler, E. (2010). The assessment of chronic fatigue: psychometric properties of the Fatigue Scale (FS). *Zeitschrift für Klinische Psychologie und Psychotherapie, 39,* 33–44. http://doi.org/10.1026/1616-3443/a000010

McEwen, B. S. (1998). Stress, adaptation, and disease. Allostasis and allostatic load. *Annals of the New York Academy of Sciences, 840,* 33–44. http://doi.org/10.1111/j.1749-6632.1998.tb09546.x

Meichenbaum, D. (2012). *Intervention bei Stress: Anwendung und Wirkung des Stressimpfungstrainings.* (3. Aufl.). Bern: Huber.

Mohr, G., Rigotti, T. & Müller, A. (2007). *Irritationsskala zur Erfassung arbeitsbezogener Beanspruchungsfolgen.* Göttingen: Hogrefe.

Mourlane, D. (2012). *Resilienz. Die unentdeckte Fähigkeit der wirklich Erfolgreichen.* Göttingen: BusinessVillage.

Müller, H. & Kröger, C. B. (2013). *Der erfolgreiche Umgang mit täglichen Belastungen. Programm zur Stressbewältigung* (6., überarb. Aufl.). München: IFT.

Reschke, K. & Schröder, H. (2010). *Optimistisch den Stress meistern: ein Programm für Gesundheitsförderung, Therapie und Rehabilitation.* Tübingen: Deutsche Gesellschaft für Verhaltenstherapie.

Richardson, K. M. & Rothstein, H. R. (2008). Effects of occupational stress management intervention programs: a meta-analysis. *Journal of Occupational Health Psychology, 13,* 69–93. http://doi.org/10.1037/1076-8998.13.1.69

Richter, V. & Guthke, J. (1996). *Leipziger Ereignis- und Belastungsinventar (LEBI).* Göttingen: Hogrefe.

Rief, W. & Birbaumer, N. (2011). *Biofeedback. Grundlagen – Indikationen – Kommunikation – Vorgehen* (3., vollst. übearb. und erw. Aufl.). Stuttgart: Schattauer.

Rief, W. & Hiller, W. (1998). *Somatisierungsstörung und Hypochondrie*. Göttingen: Hogrefe.

Rief, W. & Hiller, W. (2008). *Screening für somatoforme Störungen (SOMS). Manual* (2., vollst. übearb. und neu norm. Aufl.). Bern: Huber.

Rimmele, U., Seiler, R., Marti, B., Wirtz, P. H., Ehlert, U. & Heinrichs, M. (2009). The level of physical activity affects adrenal and cardiovascular reactivity to psychosocial stress. *Psychoneuroendocrinology, 34,* 190–198. http://doi.org/10.1016/j.psyneuen.2008.08.023

Rimmele, U., Zellweger, B. C., Marti, B., Seiler, R., Mohiyeddini, C., Ehlert, U. et al. (2007). Trained men show lower cortisol, heart rate and psychological responses to psychosocial stress compared with untrained men. *Psychoneuroendocrinology, 32,* 627–635. http://doi.org/10.1016/j.psyneuen.2007.04.005

Rödel, A., Siegrist, J., Hessel, A. & Brähler, E. (2004). Fragebogen zur Erfassung von beruflichen Gratifikationskrisen. *Zeitschrift für Differentielle und Diagnostische Psychologie, 25,* 227–238. http://doi.org/10.1024/0170-1789.25.4.227

Sarason, I. G., Pierce, G. R. & Sarason, B. R. (1990). Social support and interactional processes – a triadic hypothesis. *Journal of Social and Personal Relationships, 7,* 495–506. http://doi.org/10.1177/0265407590074006

Scheier, M. F. & Carver, C. S. (1987). Dispositional optimism and physical well-being: the influence of generalized outcome expectancies on health. *Journal of Personality, 55,* 169–210. http://doi.org/10.1111/j.1467-6494.1987.tb00434.x

Schelp, T., Gravemeier, R. & Maluck, D. (1997). *Rational-emotive Therapie als Gruppentraining gegen Streß. Seminarkonzepte und Materialien.* Bern: Huber.

Schmidt-Atzert, L. (1989). Ein Fragebogen zur Erfassung emotional relevanter Alltagsereignisse. *Diagnostica, 35,* 354–358.

Schulte, D. (1996). *Therapieplanung.* Göttingen: Hogrefe.

Schulz, P., Schlotz, W. & Becker, P. (2004). *Trierer Inventar zum chronischen Stress (TICS). Manual.* Göttingen: Hogrefe.

Schumacher, J., Leppert, K., Gunzelmann, T., Strauß, B. & Brähler, E. (2004). Die Resilienzskala – Ein Fragebogen zur Erfassung der psychischen Widerstandsfähigkeit als Personmerkmal. *Zeitschrift für Klinische Psychologie, Psychiatrie und Psychotherapie, 53,* 16.

Selye, H. (1982). *Stress.* Reinbek bei Hamburg: Rowohlt.

Shrout, P. E., Herman, C. M. & Bolger, N. (2006). The costs and benefits of practical and emotional support on adjustment: A daily diary study of couples experiencing acute stress. *Personal Relationships, 13,* 115–134. http://doi.org/10.1111/j.1475-6811.2006.00108.x

Siegrist, J. (1996). Adverse health effects of high-effort/low-reward conditions. *Journal of Occupational Health Psychology, 1,* 27–41. http://doi.org/10.1037/1076-8998.1.1.27

Siegrist, J. & Greyer, S. (2002). Inventar zur Erfassung lebensverändernder Ereignisse (ILE). In I. E. Brähler, J. Schumacher & B. Strauß (Hrsg.), *Diagnostische Verfahren in der Psychotherapie* (S. 211–213). Göttingen: Hogrefe.

Siegrist, J., Starke, D., Chandola, T., Godin, I., Marmot, M., Niedhammer, I. et al. (2004). The measurement of effort-reward imbalance at work: European comparisons. *Social Science and Medicine, 58,* 1483–1499. http://doi.org/10.1016/S0277-9536(03)00351-4

Stächele, T. & Volz, H.-P. (2013). *Taschenatlas Stress.* Linkenheim-Hochstetten: Aesopus.

Steyer, R., Schwenkmezger, P., Notz, P. & Eid, M. (1997). *Der Mehrdimensionale Befindlichkeitsfragebogen (MDBF).* Göttingen: Hogrefe.

Thurmaier, F. (1997). *Ehevorbereitung. Ein partnerschaftliches Lernprogramm (EPL); Methodik, Inhalte und Effektivität eines präventiven Paarkommunikationstrainings.* München: Institut für Forschung und Ausbildung in Kommunikationstherapie.

Traue, H. C., Hrabal, V. & Kosarz, P. (2000). Alltagsbelastungsfragebogen (ABF): Zur inneren Konsistenz, Validierung und Stressdiagnostik mit dem deutschsprachigen Daily Stress Inventory. *Verhaltenstherapie und Verhaltensmedizin, 21,* 15–38.

Wagner-Link, A. (2009). *Aktive Entspannung und Stressbewältigung. Wirksame Methoden für Vielbeschäftigte* (6., völlig neu bearb. Aufl.). Renningen: Expert-Verlag.

Wagner-Link, A. (2010). *Verhaltenstraining zur Stressbewältigung. Arbeitsbuch für Therapeuten und Trainer.* Stuttgart: Klett-Cotta.

Waysman, M., Schwarzwald, J. & Solomon, Z. (2001). Hardiness: an examination of its relationship with positive and negative long term changes following trauma. *Journal of Traumatic Stress, 14,* 531–548. http://doi.org/10.1023/A:1011112723704

Wiegard, U., Tauscher, N., Inhester, M.-L., Puls, W. & Wienold, H. (2000). *„Gelassen bei der Arbeit“. Ein Trainingsbuch zur Bewältigung von Stress am Arbeitsplatz* (Aktuelle Beiträge zur Soziologie, Bd. 1). Münster: Westfälische Wilhelms-Universität, Institut für Soziologie.

World Health Organisation, Coltart, I., Dilling, H. & Freyberger, H.-J. (2011). *Taschenführer zur ICD-10-Klassifikation psychischer Störungen* (5. Aufl.). Bern: Huber.

8   Anhang

Stress-Situationsanalyse
Was ist passiert?
Wo ist es passiert?
Wann ist es passiert?
Wer war dabei?

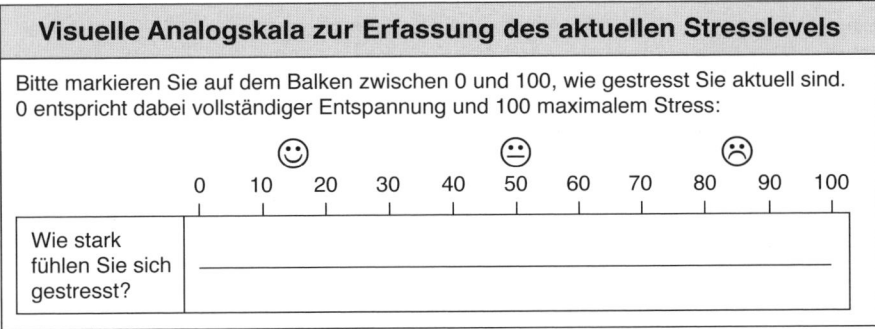

Visuelle Analogskala zur Erfassung des aktuellen Stresslevels

Bitte markieren Sie auf dem Balken zwischen 0 und 100, wie gestresst Sie aktuell sind.
0 entspricht dabei vollständiger Entspannung und 100 maximalem Stress:

Wie stark fühlen Sie sich gestresst?	

Tagebuch Zeitaufteilung

Wie viel Zeit verbringen Sie im Durchschnitt mit Arbeit, Familie, Freunden und alleine?
Bitte markieren Sie auf dem Balken den Anteil Ihrer Zeit, den Sie heute mit Aktivitäten im jeweiligen Bereich verbracht haben. Nehmen Sie sich für die Einteilung des zurückliegenden Tages jeden Abend etwas Zeit.

Wenn Sie beispielsweise etwa 60 % Ihrer Zeit mit Ihrer Arbeit (Ar), 20 % mir Ihrer Familie bzw. Ihrer Partnerin/Ihrem Partner (Fa), 10 % mit Freunden (Fr) und 10 % alleine (Al) verbracht haben, könnte das folgendermaßen aussehen:

	1	10	20	30	40	50	60	70	80	90	100
Beispiel:				*Ar*				*Fa*	*Fr*	*Al*	

Datum: von _____ bis _____

	1	10	20	30	40	50	60	70	80	90	100
Tag 1											

	1	10	20	30	40	50	60	70	80	90	100
Tag 2											

	1	10	20	30	40	50	60	70	80	90	100
Tag 3											

	1	10	20	30	40	50	60	70	80	90	100
Tag 4											

	1	10	20	30	40	50	60	70	80	90	100
Tag 5											

	1	10	20	30	40	50	60	70	80	90	100
Tag 6											

	1	10	20	30	40	50	60	70	80	90	100
Tag 7											

Checkliste Stress-Notfallsignale

Gehen Sie die Checklisten möglicher Signale für Stress durch und markieren Sie, was Sie bei sich in der ausgewählten Situation wiedererkennen. Einige Notsignale können von Situation zu Situation unterschiedlich sein, andere tauchen situationsübergreifend regelmäßig auf. Manchen Menschen sind einige Signale sogar als „typisch" für stressige Situationen bekannt. Sie können die Liste auch ergänzen, wenn Sie weitere Symptome bei sich erkennen.

Stress … in den Gedanken	Stress … in den Gefühlen	Stress … im Körper	Stress … im Verhalten
Abwertende Selbstgespräche	Labilität	Kopfschmerzen	Stottern/hastiges Sprechen
Konzentrationsschwierigkeiten	Gereiztheit	Rückenschmerzen	Zunahme von kleinen Missgeschicken
Vergesslichkeit	Es kommen leicht die Tränen	Muskuläre Verspannungen	Selbstmedikation
Konzeptlosigkeit	Launenhaftigkeit	Magen- oder Verdauungsbeschwerden	Gesteigerter Alkohol- oder Nikotinkonsum
Unentschlossenheit	Unkontrollierte Wut	Hoher Blutdruck/Puls	Hektik/Unpünktlichkeit
Grübeln	Angst	Kalte, feuchte Hände	Sozialer Rückzug
Alpträume, Tagträume	Antriebslosigkeit	Starkes Schwitzen	Übersteigerter Ordnungssinn
Übermäßige Sorgen	Frust	Vermehrter/ verminderter Appetit	Übermäßiges Essen
Probleme, Wesentliches von Unwesentlichem zu unterscheiden	Einsamkeit	Schlaflosigkeit	Versuchen, mehrere Dinge gleichzeitig zu tun
Leere im Kopf (Black-out)	Überlastung	Gehäufte Erkältungen	Hobbys vernachlässigen
	Man möchte die Decke über den Kopf ziehen oder im Boden verschwinden	Infektionen	Weniger Bewegung als gewünscht
	Unzufriedenheit, Unausgeglichenheit	Schwindelattacken	Andere unterbrechen/ nicht zuhören
	Innere Leere	Verminderte Libido	Aggressives Verhalten
	Versagensängste	Chronische Müdigkeit	Private Kontakte schleifen lassen
	Hilflosigkeit		

Alex White – Fotolia.com

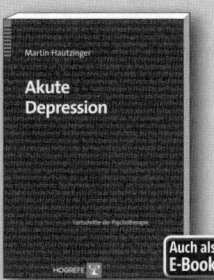
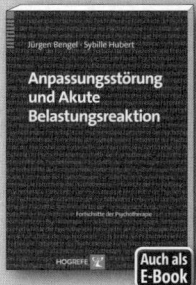
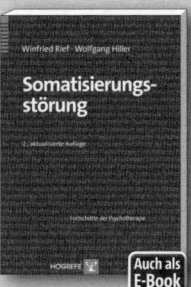
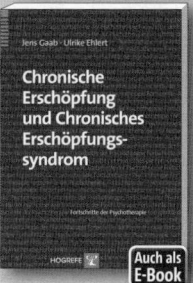
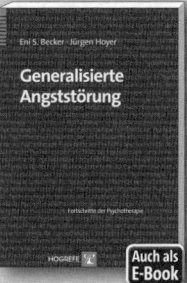
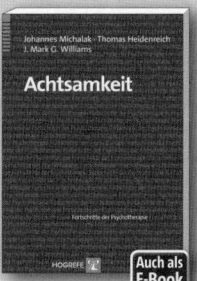

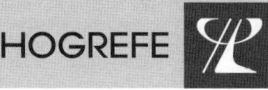

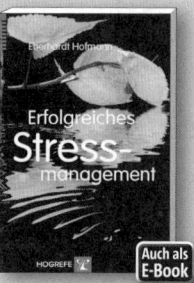
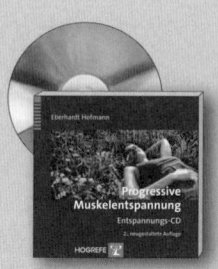
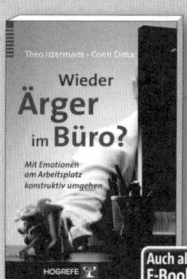
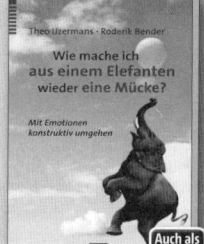
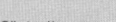
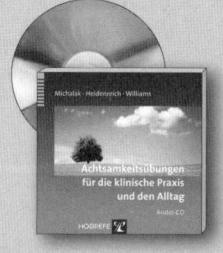
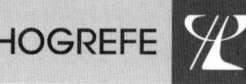